华西医学大系

解读"华西现象"

讲述华西故事

展示华西成果

# 华西专家告诉你：
# 腹膜透析的自我管理

付平　刁永书　名誉主编　　　钟慧　马登艳　主编

四川科学技术出版社
·成都·

**图书在版编目（CIP）数据**

华西专家告诉你：腹膜透析的自我管理/钟慧，马登艳主编. — 成都：四川科学技术出版社，2019.4

ISBN 978-7-5364-9447-3

Ⅰ.①华… Ⅱ.①钟…②马… Ⅲ.①腹膜透析 Ⅳ.①R459.5

中国版本图书馆CIP数据核字(2019)第070705号

华西专家告诉你：腹膜透析的自我管理

HUAXI ZHUANJIA GAOSU NI：FUMOTOUXI DE ZIWO GUANLI

钟 慧　马登艳　主 编

| | |
|---|---|
| 出 品 人 | 钱丹凝 |
| 策划编辑 | 李蓉君 |
| 责任编辑 | 李 栎 |
| 封面设计 | 经典记忆　象上设计 |
| 版式设计 | 大 路 |
| 责任校对 | 周美池 |
| 责任出版 | 欧晓春 |
| 出版发行 | 四川科学技术出版社 |
| 地　　址 | 四川省成都市青羊区槐树街2号　邮政编码：610031 |
| 成品尺寸 | 156mm×236mm |
| 印　　张 | 14.5　字　数　290千 |
| 印　　刷 | 四川华龙印务有限公司 |
| 版　　次 | 2019年4月第1版 |
| 印　　次 | 2019年4月第1次印刷 |
| 定　　价 | 50.00元 |

ISBN 978-7-5364-9447-3

# 本书编委会

**名誉主编：** 付　平　　刁永书

**主　　编：** 钟　慧　　马登艳

**副 主 编：** 秦　敏　　周雪丽　　汤　曦

**编　　委：** （按姓名音序排列）

　　　　　　陈治宇　　何学勤　　李　菁　　刘莉莉

　　　　　　刘　霞　　罗　芳　　蒲　俐　　阮　毅

　　　　　　苏东美　　张　娥　　张　恒　　朱雪丽

**插　　图：** （部分）夏子敬　　朱国念

**视频制作和剪辑：** 秦　敏　　蒲　俐

**审　　稿：** 钟　慧　秦　敏　　周雪丽　　汤　曦

# 《华西医学大系》总序

　　由四川大学华西临床医学院/华西医院（简称"华西"）与新华文轩出版传媒股份有限公司（简称"新华文轩"）共同策划、精心打造的《华西医学大系》陆续与读者见面了，这是双方强强联合，共同助力健康中国战略、推动文化大繁荣的重要举措。

　　百年华西，历经120多年的历史与沉淀，华西人在每一个历史时期均辛勤耕耘，全力奉献。改革开放以来，华西励精图治、奋进创新，坚守"关怀、服务"的理念，遵循"厚德精业、求实创新"的院训，为践行中国特色卫生与健康发展道路，全心全意为人民健康服务做出了积极努力和应有贡献，华西也由此成为了全国一流、世界知名的医（学）院。如何继续传承百年华西文化，如何最大化发挥华西优质医疗资源辐射作用？这是处在新时代站位的华西需要积极思考和探索的问题。

　　新华文轩，作为我国首家"A+H"出版传媒企业、中国出版发行业排头兵，一直都以传承弘扬中华文明、引领产业发展为使命，以坚持导向、服务人民为己任。进入新时代后，新华文轩提出了坚持精准出版、精细出版、精品出版的"三精"出版发展思路，全心全意为推动我国文化发展与繁荣做出了积极努力和应有贡献。如何充分发挥新华文轩的出版和渠道优势，不断满足人民日益增长的美好生活需要？这是新华文轩一直以来积极思考和探索的问题。

基于上述思考，四川大学华西临床医学院/华西医院与新华文轩出版传媒股份有限公司于2018年4月18日共同签署了战略合作协议，启动了《华西医学大系》出版项目并将其作为双方战略合作的重要方面和旗舰项目，共同向承担《华西医学大系》出版工作的四川科学技术出版社授予了"华西医学出版中心"铭牌。

人民健康是民族昌盛和国家富强的重要标志，没有全民健康，就没有全面小康，医疗卫生服务直接关系人民身体健康。医学出版是医药卫生事业发展的重要组成部分，不断总结医学经验，向学界、社会推广医学成果，普及医学知识，对我国医疗水平的整体提高、对国民健康素养的整体提升均具有重要的推动作用。华西与新华文轩作为国内有影响力的大型医学健康机构与大型文化传媒企业，深入贯彻落实健康中国战略、文化强国战略，积极开展跨界合作，联合打造《华西医学大系》，展示了双方共同助力健康中国战略的开阔视野、务实精神和坚定信心。

华西之所以能够成就中国医学界的"华西现象"，既在于党政同心、齐抓共管，又在于华西始终注重临床、教学、科研、管理这四个方面协调发展、齐头并进。教学是基础，科研是动力，医疗是中心，管理是保障，四者有机结合，使华西人才辈出，临床医疗水平不断提高，科研水平不断提升，管理方法不断创新，核心竞争力不断增强。

《华西医学大系》将全面系统深入展示华西医院在学术研究、临床诊疗、人才建设、管理创新、科学普及、社会贡献等方面的发展成就；是华西医院长期积累的医学知识产权与保护的重大项目，是华西医院品牌建设、文化建设的重大项目，也是讲好"华西故事"、展示"华西人"风采、弘扬"华西精神"的重大项目。

　　《华西医学大系》主要包括以下子系列：

　　①《学术精品系列》：总结华西医（学）院取得的学术成果，学术影响力强；②《临床实用技术系列》：主要介绍临床各方面的适宜技术、新技术等，针对性、指导性强；③《医学科普系列》：聚焦百姓最关心的、最迫切需要的医学科普知识，以百姓喜闻乐见的方式呈现；④《医院管理创新系列》：展示华西医（学）院管理改革创新的系列成果，体现华西"厚德精业、求实创新"的院训，探索华西医院管理创新成果的产权保护，推广华西优秀的管理理念；⑤《精准医疗扶贫系列》：包括华西特色智力扶贫的相关内容，旨在提高贫困地区基层医院的临床诊疗水平；⑥《名医名家系列》：展示华西人的医学成就、贡献和风采，弘扬华西精神；⑦《百年华西系列》：聚焦百年华西历史，书写百年华西故事。

　　我们将以精益求精的精神和持之以恒的毅力精心打造《华西医学大系》，将华西的医学成果转化为出版成果，向西部、全国乃至海外传播，提升我国医疗资源均衡化水平，造福更多的患者，推动我国全民健康事业向更高的层次迈进。

《华西医学大系》编委会

2018年7月

# 前　言

目前我国终末期肾衰竭患者约有300万人。腹膜透析是终末期肾衰竭替代治疗的主要方式之一。当前关于腹膜透析患者人群自我管理的书籍较少，患者开始透析时常常不知如何适应，遇到问题时常常感到慌乱。编者结合自己长期从事腹膜透析临床治疗获得的经验，以及在电话随访和家庭随访中遇到的问题，以问答形式，讲解了腹膜透析的基础知识，着重讲解了腹膜透析患者的生活方式、并发症、饮食和营养、工作、出行和旅游、医疗保险、透析操作、准备肾移植等方面问题的处理办法。为帮助读者理解与腹膜透析有关的专业知识，编者尽可能地使用通俗易懂的语言，并精心绘制了许多插图。希望本书能帮助那些准备做腹膜透析和已经开始做腹膜透析的患者更好地进行自身管理，从而提高生活质量和延长寿命。

承蒙四川大学华西医院肾脏内科领导的支持及指导，参加编写的同事们的通力合作，各界朋友的慷慨协助，使得这本书能顺利出版，在此一并表示诚挚的谢意。由于编者的水平和时间有限，从动笔到定稿出版只有短短的几个月时间，本书难免存在很多缺点，还祈读者不吝指正，以便再版时予以修订。

编　者
2019年4月

# 目 录

## 第十五章 糖尿病与血糖管理

## 第十六章 特殊人群的腹膜透析

## 第十七章 腹膜透析液及相关物品储备

第一章

# 肾功能衰竭基本知识

## 一、肾脏基本知识

### 1. 肾脏在哪里？

正常人有 2 颗肾脏，它们位于腹后壁，腹膜腔的外侧，脊柱两侧，左右各一。肾脏外面有脂肪囊包裹。右肾的位置比左肾稍低。正常肾脏可上下移动，移动范围为 1~2 cm（图 1-1）。

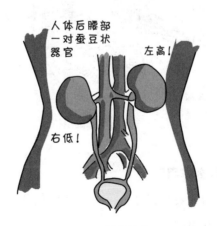

图 1-1　肾脏的位置

### 2. 肾脏是什么样子的?

正常肾脏的形状像蚕豆，大小因人而异。一般成人每个肾脏长 10～11 cm，宽 5～6 cm，厚 3～4 cm，重量为 120～150 g，女性肾脏略小于同龄男性。

### 3. 肾脏里面都有什么?

将肾脏从顶端到底部剖开，可以看到它有 2 个区域：外侧为皮质，内侧为髓质。髓质可以分为多个圆锥形的实体，叫"肾锥体"。每个锥体的基底朝向皮质，尖端称"肾乳头"，伸向肾窦，在肾窦内有 7～12 个漏斗状的肾小盏，每个肾小盏包绕 1～2 个肾乳头，每 2～3 个肾小盏合并成肾大盏，肾大盏集合成扁平漏斗状的肾盂，肾盂出肾门移行于输尿管。肾盏、肾盂和输尿管含有收缩功能，推动尿液流向膀胱（图 1-2）。

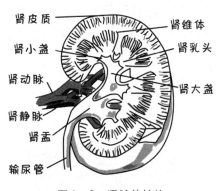

图 1-2　肾脏的结构

### 4. 肾脏有什么作用?

肾脏是人体的重要器官之一，在维护人体健康方面功不可没，主要作用有以下三方面：

（1）排泄功能：肾脏就像"身体内的筛子"，持续清洁过滤血液，将人体内多余的水分和代谢产生的废物（毒素）排出体外，它们默默扮演着体内"清道夫"的角色。如果肾脏功能受损，体内代谢产物和有毒物质不能及时被排到体外，潴留体内，不断发展，最终进展为尿毒症，危及生命。

（2）调节功能：肾脏参与调节水、电解质和酸碱平衡，维持人体内环境相对稳定。如果肾脏功能受损，水不能被有效排出，机体内环境紊乱，就会出现水肿、少尿、高血压、浮肿、电解质紊乱等表现。

（3）内分泌功能：肾脏还可以分泌多种激素和生物活性物质，如促红细胞生成素、肾素（升血压）、前列腺素（降血压）等。如果肾脏受损，促红细胞生成素合成和分泌减少，以致红细胞的生长和成熟受限，就会发生贫血；而肾素和前列腺素分泌不均衡会引起血压异常（图 1 - 3，视频 1 - 1）。

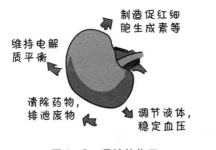

扫描二维码，可观看视频

图 1 - 3 肾脏的作用　　　　　　视频 1 - 1

### 5. 一个正常肾脏能满足身体需求吗？

能。正常成人有 2 个肾脏，其中一个功能正常的肾脏就足以满足生理需求，所以 1 个肾脏受损或捐赠他人不会影响生活。但如果只有 1 个正常肾脏，生病后用药前应告诉医生使用肾损害小的药物，保护好唯一的肾脏。

# 二、慢性肾功能衰竭基本知识

### 1. 慢性肾功能衰竭就是尿毒症吗？

不是。慢性肾功能衰竭是由于慢性肾脏病引起的肾小球滤过率以及与此相关的代谢紊乱和临床症状组成的综合征，目前我国根据肾功能损害的轻重程度将慢性肾功能衰竭依次分为以下四期：肾功能代偿期、肾功能失代偿期、肾功能衰竭期和尿毒症期，而尿毒症只是说明慢性肾功能衰竭进入病程中的终末阶段，慢性肾功能衰竭不等同于尿毒症。

### 2. 怎样确定自己是否患慢性肾功能衰竭？

首先，建议每年常规体检，检查肾功能情况，医生根据肾功能检查结果即可判断是否有慢性肾功能衰竭。其次，若出现疲劳、乏力、食欲下降、血压升高、浮肿、少尿、全身瘙痒等症状，应及时就医，做相应检查，明确是否患慢性肾功能衰竭。

### 3. 哪些原因可能导致慢性肾功能衰竭？

导致慢性肾功能衰竭的因素主要有肾小球肾炎、高血压肾小球动脉硬化、糖尿病肾病、遗传性肾病等。在我国，导致慢性肾功能衰竭的首要病因为慢性肾小球肾炎，而糖尿病所致慢性肾功能衰竭的发病率近年来呈明显上升趋势。

### 4. 哪些因素可能加快肾功能衰竭？

高血糖、高血压、蛋白尿、低蛋白血症、吸烟、贫血、高血脂、年龄增加、营养不良均可能加快肾功能衰竭。原发疾病复发或加重、应用肾毒性药物、尿路阻塞、感染等也可导致肾功能衰竭急性加重。

### 5. 发现自己患慢性肾功能衰竭后该怎么办?

发现自己患慢性肾功能衰竭后,应及时到医院就诊,在医生指导下做进一步检查,同医生一起确定治疗方案,并按照医嘱规范治疗,切忌病急乱投医而错过最佳的治疗时机(视频1-2)。

扫描二维码,可观看视频

视频1-2

## 三、关于肾脏替代治疗,有哪些值得关注的问题?

### 1. 什么是肾脏替代治疗?

顾名思义,这就是替代肾脏工作的治疗方式。在慢性肾脏病的终末期,患者肾功能几乎完全丧失,不能满足机体需要,不能排出过多的代谢产物和水分,也不能产生机体代谢所需的内分泌因子,此时,要维持生命就不得不依靠肾脏替代治疗。

### 2. 肾脏替代治疗的方式有哪些?

目前,肾脏替代治疗的方式主要有腹膜透析、血液透析和肾移植。

### 3. 什么是腹膜透析?

腹膜透析简称"腹透",是利用人体腹腔表面的腹膜作为透析膜,反复向腹腔灌入透析液,通过弥散和渗透(图1-4),将机体内部代谢废物和潴留过多的水分随废旧透析液排到体外,同时由新鲜透析液补充必要的物质，达到清除体内毒素、脱水、纠正酸中毒和电解质紊乱的治疗目的。

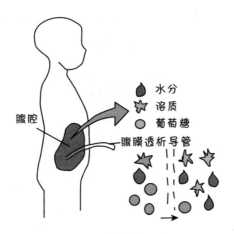

图 1-4　腹膜透析示意图

### 4. 什么是血液透析？

血液透析简称"血透"，又称"人工肾"，是通过血液透析机血泵的转动把血液引到体外，使流经透析机的血液在透析机内与透析液进行物质交换，排出体内废物、过多的水分和纠正电解质、酸碱平衡紊乱，然后再把血液回输至体内的过程（图 1-5，视频 1-3）。

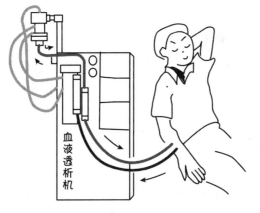

扫描二维码，可观看视频

图 1-5　血液透析示意图　　　　　　　视频 1-3

### 5. 什么是肾移植?

肾移植（俗称"换肾"）是将健康者的肾脏通过手术方式移植给有肾脏病变并丧失肾功能的患者。

### 6. 腹膜透析、血液透析和肾移植有哪些优缺点?

三种肾脏替代治疗方式各有优缺点，详见表1-1。

表1-1　三种肾脏替代治疗方式的主要优缺点

| 肾脏替代治疗方式 | 主要优点 | 主要缺点 |
| --- | --- | --- |
| 血液透析 | 1. 在短时间内可以清除较多毒素<br>2. 有专业医护人员帮助完成，患者可以随时得到紧急救护<br>3. 可以经常和其他透析患者进行交流<br>4. 开展的时间长、覆盖广，多数县级以上医疗单位均有开展 | 1. 患者需要每周往返医院2～3次，必须按照透析中心的要求和安排决定透析时间<br>2. 需要依赖机器，不方便出行<br>3. 血管穿刺带来疼痛<br>4. 患者的心血管系统受影响，血压波动较大，容易出现低血压、心律失常等情况 |
| 腹膜透析 | 1. 操作简单，不需要特殊的设备，患者可以在家中自己进行操作<br>2. 不需要全身应用抗凝血药，不增加出血风险，适用于有出血倾向的透析患者<br>3. 无体外循环，无血流动力学改变，对有心血管疾病伴循环不稳定的患者安全性较高<br>4. 对保护残余肾功能比较好<br>5. 不需要做血管穿刺，避免穿刺疼痛 | 1. 由于腹膜透析专用导管在换液时须和透析袋连接，故有腹腔感染的可能<br>2. 因为透析液是利用葡萄糖来排出多余水分，所以患者可能在透析时吸收部分葡萄糖，可能使患者的体重增加、血甘油三酯及其他脂质浓度升高<br>3. 腹膜透析的过程中人体会流失较多蛋白质 |
| 肾移植 | 1. 患者不需要每周多次往返医院，可以和正常人一样工作和学习<br>2. 成功的肾移植可以显著改善贫血、神经炎、肾性骨病，改善患者的生殖功能<br>3. 可以避免长期透析带来的甲状旁腺功能亢进、蛋白质丢失等并发症 | 1. 肾源匮乏<br>2. 成功的肾移植多受供体和受体的年龄、性别、种族、组织相容性以及受体的原发病等因素影响，每个因素都会影响移植肾的存活率<br>3. 费用较高，必须终身服用抗排斥药物 |

### 7. 什么情况下需要肾脏替代治疗？

开始肾脏替代治疗的时间由患者的原发病、临床表现、实验室检查结果及家庭经济条件综合决定。目前多数肾脏病学者认为透析开始的指征：肾小球滤过率小于 10 mL/min，伴有糖尿病者肾小球滤过率小于15 mL/min；有严重的高钾血症；有严重的代谢性酸中毒；水钠潴留；严重的贫血、骨病、嗜睡、昏迷、抽搐等。另外，当患者的肾小球滤过率小于 20 mL/min，出现营养状态恶化时，如果没有引起营养不良的其他原因，且纠正营养恶化的措施不能奏效时，也应当进行肾脏替代治疗。对于终末期肾脏病而言，目前没有"灵丹妙药"可以修复肾脏，适时进行肾脏替代治疗，帮助清除患者体内每时每刻都在产生的毒素，是避免或减轻其他重要脏器损害的最有效措施，也是保证患者有更好生活质量的前提。

### 8. 肾脏替代治疗可以完全代替肾脏的工作吗？

血液透析和腹膜透析只能替代肾脏的排泄功能，帮助人体排出代谢产物，但没有正常肾脏的内分泌作用，不能完全代替肾脏的工作。肾移植是将正常肾脏移植到患者体内，从根本上治疗肾功能衰竭，是目前治疗肾功能衰竭的理想方法。

### 9. 得了尿毒症一定要行肾脏替代治疗吗？ 可不可以通过吃药控制？

尿毒症是慢性肾功能衰竭的终末阶段，也是最严重的阶段，原则上需要行肾脏替代治疗以保证身体内环境稳定。药物治疗也是尿毒症治疗方式中的一种，可以缓解症状、延缓疾病进展和预防并发症，但目前仍未发现某种药物可以起到肾脏替代治疗的效果。因此，尿毒症患者在药物治疗的同时需要行肾脏替代治疗。

### 10. 不透析，直接做肾移植可以吗？

肾移植前是否需要透析取决于患者的肾功能水平、电解质和酸碱平衡情况等，肾移植前如果出现肾功能严重恶化、电解质和酸碱平衡失调，需要行透析治疗以帮助稳定身体内环境，这才能保证肾移植的成功。

### 11. 想做肾移植，先透析对肾移植有什么影响？

肾移植前充分透析，可以帮助身体排出代谢产物，减少毒素潴留在体内，保持身体内环境处于稳定状态。常规肾移植术前一日需要透析，以提高患者对手术的耐受能力，降低手术风险。

### 12. 血液透析好还是腹膜透析好？

腹膜透析和血液透析的疗效相近，但各有优缺点。选择透析方式时需要充分考虑患者的生活方式、爱好、倾向性以及患者及家庭执行与处理特殊治疗的能力。

### 13. 行腹膜透析后还能做血液透析吗？行血液透析后还能做腹膜透析吗？

选择腹膜透析治疗后，如果不适应腹膜透析或腹膜透析效果不佳，可转换成血液透析；血液透析后，如果身体本身也能满足做腹膜透析治疗的条件，可转换成腹膜透析。必要时可以同时采用腹膜透析和血液透析两种治疗方式。

（马登艳）

第二章
# 腹膜透析基础知识

## 一、腹膜透析是怎么进行的？为什么能
## 清除毒素和消除水肿？

### 1. 腹膜透析是怎么进行的？

腹膜透析是利用患者的腹膜来代替肾脏作为溶质交换的场所。要进行腹膜透析，需要先通过腹膜透析置管手术，从腹部置入一根腹膜透析管在腹膜腔内。透析的时候，先使腹膜透析液通过这根导管灌进腹膜腔，并让透析液停留在腹膜腔中几个小时，在此过程中血液中的废物和多余的水分会通过腹膜进入腹膜透析液里，最后把含有代谢废物和多余水分的透析液排到体外。每一次引流和灌入，称为"换液"。一般每天需要换液 3~4 次（视频 2-1）。

扫描二维码，可观看视频

视频 2-1

### 2. 为什么腹膜透析可以清除毒素？

腹膜是包覆大部分腹腔内器官的半透膜，里面含有丰富的毛细血管；它就像一个过滤网一样，上面有很多小孔。腹膜透析液中包含很多和血液成分相近的对人体有用的生化物质，如氯、钠、钙、镁等各种电解质。在腹膜透析时，腹膜血管内是含有代谢废物的血液，腹膜腔内则充满干净的腹膜透析液，血液里的代谢废物会因为浓度更高而透过腹膜"跑"到腹膜透析液里。例如，血液比干净的腹膜透析液含有更多的钠，这些钠就会慢慢地从血液通过腹膜上的小孔转移到腹膜透析液中，这个过程叫"弥散"。同样的，各种代谢废物（毒素）也会从浓度较高的一侧（血液）转移到浓度较低的一侧（腹膜透析液）。经过一段时间，当腹膜两侧的物质浓度相等时弥散就会停止。这样通过不断更换新的腹膜透析液，就可以不断地排出体内的代谢废物（毒素）了。

### 3. 为什么腹膜透析可以消除水肿？

当身体出现水肿时，就代表体内存在多余的水分，这些多余的水分会进入血液。而腹膜透析液中含有一定浓度的糖，糖作为渗透剂，有一种特殊的作用，能把水分从另一个地方吸收到自己这边。当我们把腹膜透析液灌入腹膜腔中，腹膜透析液中的糖能通过腹膜小孔把血液中的水分拉出来，这个过程叫"渗透"，然后把含有多余水分的腹膜透析液排到体外（从血液中转移到腹膜腔内的多余的水分就叫"超滤液"）。腹膜透析液中糖的浓度越高，从血液中拉出的水分就会越多，所以当体内液体过多时，患者可能需要浓度更高的腹膜透析液。

## 二、怎样选择适合自己的腹膜透析液？

### 1. 腹膜透析液包含哪些成分？

腹膜透析液通常由这三部分组成：

（1）渗透剂：如葡萄糖、多聚糖、氨基酸等，最常用的是葡萄糖。渗透剂的主要作用是把患者体内多余的水分排出。

（2）缓冲剂：有碳酸氢盐、乳酸盐、醋酸盐这三种。缓冲剂的主要作用是纠正酸中毒并维持体内的酸碱平衡。

（3）电解质：如钠、钾、镁、钙等。它们的作用是恢复身体正常的电解质浓度。

### 2. 腹膜透析液有哪些种类？

腹膜透析液按所含渗透剂的不同分为葡萄糖腹膜透析液、艾考糊精腹膜透析液、氨基酸腹膜透析液、碳酸氢盐腹膜透析液。

（1）葡萄糖腹膜透析液：目前临床最常用的腹膜透析液，以葡萄糖为渗透剂，浓度分为 1.5%、2.5%、4.25% 三种，可用于各种腹膜透析治疗。对于糖尿病、肥胖、代谢综合征、冠心病的腹膜透析患者，葡萄糖透析液不是理想的腹膜透析液。

（2）艾考糊精腹膜透析液：以 7.5% 艾考糊精作为渗透剂，超滤作用靠胶体渗透压获得，可应用于高转运或高平均转运、腹膜透析超滤衰竭、糖尿病、容量负荷过重而超滤不足者。

（3）氨基酸腹膜透析液：以氨基酸替代葡萄糖作为渗透剂，目前常用浓度为 1.1% 的氨基酸腹膜透析液，可用于营养不良患者，糖尿病患者可酌情使用，以减少葡萄糖的吸收。

（4）碳酸氢盐腹膜透析液：以碳酸氢盐代替乳酸盐作为缓冲剂，渗透剂仍为葡萄糖，适用于使用酸性腹膜透析液时有灌注痛和不适的患者，有条件者也可作为常规腹膜透析液使用。

### 3. 用低钙腹膜透析液好还是高钙腹膜透析液好呢？

对于低钙腹膜透析液和高钙腹膜透析液的选择应根据患者的检测指标，遵从医生的建议。一般在血钙水平偏高时，建议选择使用低钙腹膜透析液。无论使用哪种钙浓度的腹膜透析液，均需要严密监测血钙、血磷、甲状旁腺激素（PTH）水平及骨代谢情况。

### 4. 葡萄糖腹膜透析液有不同的浓度，该怎么选择呢？

根据病情需要清除较多水分时，就要使用葡萄糖含量较高的腹膜透析液：葡萄糖浓度越高，渗透性越大，超滤能力就越强，超滤量越多。然而，由于浓度高的腹膜透析液对腹膜的损害比浓度低的腹膜透析液大，所以最好在医生的指导下调整腹膜透析液的浓度，不要随意使用高浓度的腹膜透析液。

## 三、腹膜透析有哪些优缺点？哪些人适合做腹膜透析？可以不去医院吗？

### 1. 和血液透析透析相比，腹膜透析的优点和缺点有哪些？

优点：

（1）腹膜透析利用自身腹膜，生物相容性好；不需要特殊设备，操作不复杂，较容易掌握，患者可以在家中自行完成；相对于血液透析减少了医院内感染的机会；基本不影响学习、工作；腹膜透析器材携带方便，对希望外出旅游的患者提供了便利。

（2）腹膜透析相对于血液透析对心血管系统负面影响小，血压控制好。对老年人，特别是对血压不稳定的患者，腹膜透析更为适宜。

（3）腹膜透析相对于血液透析能更好地保护残余肾功能。

（4）腹膜透析不需要血管通路，避免了反复穿刺血管带来的痛苦。

（5）腹膜透析不需要长期使用肝素，相对于血液透析能减少出血并发症及感染血源性传播疾病的风险。

（6）腹膜透析的饮食限制比血液透析少（视频2-2）。

扫描二维码，可观看视频

视频2-2

缺点：

（1）腹膜透析最大的问题是感染问题，相关的感染有腹膜炎、腹外段感染、隧道感染。

（2）腹膜透析需要每天进行换液操作，无休息日，常规血液透析每周只需要进行三次治疗。

（3）腹膜透析需要在家自行准备透析环境及储备透析用品。

### 2. 哪些人适合做腹膜透析？

除了腹膜本身有问题的人以外，腹膜透析适合所有肾功能衰竭的患者，特别是有下面这些情况，更适合做腹膜透析：

（1）每天尿量大于800 mL，希望保存残余肾功能的患者。

（2）希望能有较自由的生活方式，不影响工作、学习，以及经常出行的患者。

（3）老年人或者伴有糖尿病的患者；血管条件较差，建立血液透析通路有困难的患者。

（4）有反复低血压、顽固性高血压、心脏肥大、心律失常、脑血管意外等心脑血管疾病或心血管状态不稳定的患者。

（5）居家周围没有血液透析中心的患者。

（6）自身能够适应每天透析的患者。

### 3. 是不是只要没有出现问题， 腹膜透析患者就可以不用去医院？

就算没有出现问题，也需要定期来医院随访，做腹膜平衡试验、透析充分性评估以及其他各项指标的检查和评估，这些检查和评估可以通过对近期腹膜透析情况、身体状况的评价，知道患者的整体治疗效果，从而了解患者现存的问题及潜在的风险。医生也会根据这些资料调整患者的透析处方和用药处方，让患者得到更好的生活质量。

## 四、怎样选择和调整腹膜透析治疗模式？

### 1. 腹膜透析有哪些治疗模式？

腹膜透析常用的治疗模式包括以下几种：

（1）间歇性腹膜透析（IPD）：每个周期灌入腹膜透析液约1 000 mL，保留 30 ~ 60 分钟，然后引流出来，再重复以上步骤，每天交换腹膜透析液 10 ~ 20 个周期，每周透析时间不少于 36 小时，一般夜间腹腔内不保留腹膜透析液。由于 IPD 毒素清除欠充分，需要的腹膜透析液量多，患者活动不方便，目前已不作为长期维持性腹膜透析治疗。

（2）持续性不卧床腹膜透析（CAPD）：常规每次灌入腹膜透析液 2 000 ~ 3 000 mL，每天灌入 4 ~ 5 次，白天腹膜透析液留腹时间为 4 ~ 5 小时，晚上为 10 ~ 12 小时。对于部分有残余肾功能的患者，也可以每天只灌入腹膜透析液 1 ~ 3 次，具体 CAPD 治疗方案应根据患者的情况进行调整，以保证充分透析。CAPD 是现在家庭腹膜透析最常用的治疗模式。

（3）自动化腹膜透析（APD）：是通过使用自动化的腹膜透析机进行腹膜透析液交换的各种腹膜透析形式。APD 将大量繁琐、重复的手工操作简单化，能降低腹膜炎的发生率，可以为无尿患者提供更充分的透析。自动腹膜透析的主要模式：持续循环腹膜透析（CCPD）、潮式腹膜透析（TPD）、间歇性腹膜透析、夜间间歇性腹膜透析（NIPD）。详见第七章。

### 2. 怎么知道自己适合哪种透析模式？

每个人以及同一个人的不同阶段，适合使用的透析模式都会不同。医生会根据患者的腹膜平衡试验结果、残余肾功能、尿量的情况、水肿的情况、血压的情况、家庭生活情况等，制定和调整适合患者的透析模式。

### 3. 怎么知道自己使用的透析模式该改变了？

当患者出现透析不充分、电解质紊乱、水肿、尿量减少、超滤失败、超滤增加、营养不良、血压不稳定等情况时，都提示患者原来的透析模式不适合了，应该及时到医院随访，由医生为患者调整、制定新的治疗方案。另外，在合并一些相关并发症的时候，例如腹膜炎、胸腔积液、血性腹水等，也应该遵照医嘱调整透析模式。

### 4. 患者可以自己改变透析模式吗？

不能。因为患者不能全面认识和准确判断自己存在的问题，如果自己改变了透析模式，可能会加重症状或者出现一些新的不良反应，让患者的腹膜功能越来越糟糕，所以建议患者及家人不要自己改变透析模式，应该将症状告诉医生，医生会做常规的临床评估及相应的检查，然后根据患者的症状和检查结果来调整透析模式。

（李　菁）

第三章

# 腹膜透析置管手术

## 一、怎样选择开始腹膜透析的时机？

### 1. 是不是一旦开始透析了，就必须一直透析下去？

腹膜透析和血液透析一样是肾脏替代治疗的方式之一，透析的目的都是为了代替肾脏把体内产生的过多的代谢废物和水分清除出去。所以无论是肾脏急性损伤还是慢性损害，只要肾脏自身没有能力通过正常工作来维持我们身体的正常运转，就必须一直靠透析来代替，直到重新获得一个健康的肾脏。

如果患者是因为急性肾损伤、中毒等原因导致的暂时性肾脏功能受损，可能经过一段时间的治疗和透析，肾脏恢复健康，就可以停止透析了；而对于慢性肾脏疾病导致的终末期肾功能衰竭的患者来讲，肾脏替代治疗是终身性的，除非进行肾脏移植，否则是必须一直透析下去的。

然而不必担心，无论是腹膜透析还是血液透析，目前透析治疗的技术都已经非常成熟，患者完全可以通过透析治疗而恢复工作和生活能力，重新扬起生活的风帆。同时在透析过程中，有条件时，也可以随时选择肾脏移植来获得健康的肾脏。

### 2. 腹膜透析早点开始好， 还是晚点开始好?

虽然终末期肾病患者开始肾脏替代治疗的时间和方式的选择会受到当时当地经济、社会因素以及患者本人和家庭等很多因素的影响，难以达到统一的认识，但适当的早期透析，尤其是糖尿病患者，应该比其他原因引起的慢性肾功能不全患者更早开始透析，这点已被大家普遍接受。由于尿毒症的进展速度个体差异很大，所以一定要依据自己的具体情况具体分析，在医生指导下多因素综合考虑开始腹膜透析的时机，没有必要过早地进行透析，但也不能太晚。

具体来说，腹膜透析开始治疗的临床指征包括：有明显尿毒症症状，如恶心、呕吐、意识障碍；尿毒症性心包炎；有明显液体负荷过重表现，如高度水肿、高血压、高血容量性心力衰竭等；反复或药物难以控制的代谢性酸中毒；反复或难以控制的高钾血症；药物或血液透析难以控制的顽固性高血压，尤其是合并心血管功能不稳定的患者；慢性肾功能不全合并出血倾向的患者；肾功能指标——估计肾小球滤过率（eGFR）小于 20 mL/（min · 1.73 m²）。

### 3. 做了置管手术后， 马上就要开始透析吗?

在没有出现必须紧急透析的病情时，一般可以在置管手术 3 天至 2 周再开始腹膜透析治疗，以利于伤口愈合和减少并发症的发生。

而对于残余肾功能差，并伴有高度水肿、高血压、高血容量性心力衰竭、代谢性酸中毒、高钾血症等，以及有尿毒症的严重并发症，如出血倾向、中枢神经系统症状等需要紧急腹膜透析的情况，置管手术当天即可行腹膜透析治疗，但是透析的处方剂量需要进行相应的调整，减少单次液体的灌入量。

### 4. 如果提前做好置管手术， 该怎么选择时机呢?

慢性肾脏疾病五期的患者，估计肾小球滤过率小于 15 mL/（min ·

$1.73 m^2$）时，就应该开始学习肾脏替代治疗的相关知识，选择适合自己的替代治疗方式，并接受系统的透析前教育。择期行腹膜透析置管手术的患者，可以选择提前 2～4 周行腹膜透析置管手术。这样有利于腹膜修复、伤口的愈合，减少术后切口愈合不良、伤口渗液、切口疝等并发症的发生。

## 二、如何选择腹膜透析置管手术的手术方式及麻醉方式？手术需要多长时间？患者怎样配合医生？

### 1. 为什么腹膜透析要做置管手术？

腹膜透析是利用人体腹腔内的空间作为透析场所，利用腹膜具有半渗透膜的特性作为交换膜，靠重力作用将配制好的透析液规律地经腹膜透析导管灌入腹膜腔。通过不断定时地更换透析液，使浸泡在透析液中的腹膜毛细血管腔内的血液与透析液进行广泛的物质交换，以达到清除体内代谢产物和毒物，纠正水、电解质、酸碱平衡失调的目的。

而腹膜透析导管就是一条连接腹腔内外、使腹膜透析液顺利进出腹膜腔的通道，可以说是腹膜透析的生命线。而建立通畅的腹膜透析通路就是进行腹膜透析的首要条件，也是关键的一步。

腹膜透析置管的目的就是为了建立腹膜透析液进出腹腔的通路；是通过选择最适当的置管点，准确地将腹膜透析导管腹腔段末端置于骨盆的最低位置（直肠膀胱陷凹或直肠子宫陷凹）的技术。腹膜透析管的放置与腹膜透析效果密切相关，手术要求腹膜透析管放置在直肠膀胱陷凹或直肠子宫陷凹内，以保证引流充分。

### 2. 腹膜透析置管手术的方式有哪些？

目前，安置腹膜透析导管的方法有三种：外科手术置管、经皮穿刺置管和腹腔镜置管。

（1）外科手术置管：多数选择在局麻下于腹中线、脐部下方正中或距正中 3~5 cm 的皮肤处做长约 2 cm 的切口，先通过一根引导软质金属芯，将腹膜透析导管紧贴腹膜后壁送入直肠膀胱陷凹或直肠子宫陷凹，再取出金属芯，在腹膜切口下 1.0~1.5 cm 处做荷包缝合，固定导管并防止漏液。最后缝合皮肤切口，无菌包扎透析管外端。

（2）经皮穿刺置管：一般要求患者既往无腹部手术史，无腹膜粘连情况。术前常规排尿和灌肠，以防止损伤膀胱和肠管。手术一般在局部麻醉下进行，通常采用一种叫作"Seldinger 技术"的方法，或套管穿刺方法，直接将穿刺针经皮或腹直肌前鞘穿刺至腹腔，在金属芯的引导下，将腹膜透析导管下插到直肠膀胱陷凹或直肠子宫陷凹。退出金属芯后，固定腹膜透析导管。此手术也可在超声或 X 光引导下进行。

（3）腹腔镜置管：腹腔镜置管多选择在全身麻醉的情况下进行。将腹膜透析导管通过预先设计好的腹正中线旁的一孔插入，在插入同时通过另一个孔用腹腔镜监视操作。在腹腔镜引导下采用一个细针插入套管，引导透析导管到达选好的位置，把涤纶套置于肌肉中，建立隧道。腹腔镜置管时，可将导管较为精准地插入合适位置。腹腔镜置管手术分为"单纯"置管手术和"复杂"置管手术，后者是指如果术中发现有腹膜粘连影响置管，也可同时行分粘手术，保证导管放入合适位置。对网膜较长的患者，也可以行网膜固定或网膜折叠手术，以防止网膜包裹透析导管，减少相应并发症。

### 3. 该怎么选择腹膜透析置管手术方式？

不同的置管方式均有自己的优缺点，选择时要根据患者的病情、身体状况、腹部情况、既往手术史、对手术方式的耐受程度等，进行综合评估。

（1）外科手术置管：是目前最常用的方法。其优点是：可在局部麻醉、直视下操作，损伤和出血的风险较小；操作中患者与医生可交流，密切配合，可将透析导管置入到位。缺点是创伤较大，部分患者早期使用可出现漏液。

（2）经皮穿刺置管：急性和慢性腹膜透析均可使用，更适合用于急性腹膜透析导管的置入。操作简单、迅速，但由于盲插，损伤腹腔脏器的风险较大，且导管位置不易控制。

（3）腹腔镜置管：优点是借助腹腔镜，全程操作可视化，更加直观、准确，并且创伤小、术后恢复快。术后腹膜透析导管移位和网膜包管的并发症较少。除置管外，该方式也更适用于腹膜透析导管复位、剥离包裹的大网膜及有腹部并发症的患者。其缺点是术中操作需要全身麻醉、二氧化碳（$CO_2$）人工气腹。在持续气腹状态下可能使肾动脉收缩，肾血流量下降，尿素氮、肌酐等代谢产物生成增加。该方式因为使用全身麻醉和腹腔镜，费用较高。

### 4. 腹膜透析置管手术有哪些麻醉方式？

（1）局部麻醉：是指在患者神志清醒状态下，将麻醉剂应用于身体局部，使身体某一部分的感觉神经传导功能暂时被阻断，运动神经传导保持完好或同时有程度不等的被阻滞状态。这种阻滞应完全可逆，不产生任何组织损害。局部麻醉的优点在于简便易行、安全、患者清醒、并发症少和对患者生理功能影响小。

①局部组织浸润麻醉：将麻醉剂注入手术切口皮肤处，使其皮下的部分的感觉神经传导功能暂时被阻断，以降低对疼痛的感觉。在整个过程中患者完全处于清醒状态。

②超声引导下腹横肌平面阻滞麻醉：腹横肌平面阻滞麻醉是一种区域性麻醉方式。在超声引导下，将麻醉剂注入腹内斜肌筋膜与腹横肌筋膜之间的平面——腹横肌平面，从而产生良好的腹壁镇痛效果。

（2）全身麻醉：是指麻醉剂经呼吸道吸入、静脉或肌内注射进入体内，产生中枢神经系统的暂时抑制，让患者进入深度睡眠状态。这种抑制是完全可逆的，当药物被代谢或从体内排出后，患者的神志及各种反射便会逐渐恢复。

### 5. 选择哪种麻醉方式更好？

麻醉方式有各自的特点，选择时同样需要根据患者的病情、身体状况、腹部情况、既往手术史、对手术方式的耐受程度等，配合置管手术的方式进行综合评估。所以麻醉的方式没有更好，只有更适合。

### 6. 腹膜透析置管手术需要多长时间呢？

腹膜透析置管手术的具体时间会受到手术过程中的很多因素影响，包括手术方式、麻醉方式、患者的病情、并发症、身体素质、体型、腹部情况、腹膜活跃程度、既往手术史、对手术的耐受程度等。另外患者在术中按医生的要求进行配合也非常重要。从手术方式和术中的具体情况来看，如对于外科手术置管，在导管进入腹腔顺利、腹膜透析液进出通畅的情况下，手术时间一般在 0.5 ~ 1 小时；经皮穿刺和腹腔镜"单纯"置管手术时间较短，为 12 ~ 45 分钟。如果遇到以上情况不顺利，那手术时间就会延长。全身麻醉患者在手术室待的时间比局部麻醉者长，这是因为术后有一个等待患者麻醉后清醒的过程。

### 7. 手术过程中需要怎样配合医生呢？

（1）局部组织浸润麻醉和超声引导下腹横肌平面阻滞麻醉时，由于患者是完全清醒的，所以手术中可以与医生交流，在感到疼痛不能耐受时应及时告知医生，切勿用手去触摸手术伤口或拉扯各类覆盖于身上的物品，包括各种布类。脚也不能随意移动，特别是抬起或弯曲。当医生告知患者现在正在安置导管时，如果患者在置管过程中有排便感，不管是大便还是小便，都要告知医生。因为导管应安置在直肠膀胱陷凹或直肠子宫陷凹，这个位置临近我们的直肠和膀胱，当导管前端刺激到直肠和膀胱时就会出现上述症状。同时这种感觉也可以提示医生导管现在的位置和深度。

（2）全身麻醉是让患者处于深度睡眠的状态下进行的，所以患者只需要好好地"睡"就行了。医生会在可视的情况下完成手术。只是在手术结束后，患者需要在复苏室里再"睡"一会儿，直到基本醒了才会被送回病房。

## 三、腹膜透析置管手术前有哪些准备工作及注意事项？出现突发情况怎么办？

### 1. 患者手术前很担心很紧张，怎么办？

绝大多数的患者及家属在术前都会有紧张、恐惧心理：担心手术有风险，不了解麻醉的过程，不知道疼痛的程度及不舒服怎么办，等等。患者和家属应该在术前把所有的担心和疑虑毫无保留地告诉医护人员，和医护人员进行充分的交流和沟通，直到消除所有顾虑。

医护人员应在术前给患者充分的时间接受透析前教育和术前培训，向患者介绍慢性肾功能衰竭的相关知识，腹膜透析的原理、方法及特点、手术的过程及可能出现的情况，客观说明近期和远期可能出现的腹膜透析相关并发症。

患者也可多与有相同经历的患者或家属交流，调整紧张或抑郁的情绪，主动配合腹膜透析治疗。透析患者与其他患者相比，更需要家人的关心和帮助。因此，在手术和透析过程中，家庭成员的鼓励和支持至关重要，家人应该在精神上给予支持，在生活中给予帮助，使患者对治疗充满信心。

### 2. 手术前需要做哪些准备工作？

（1）保持良好的精神状态：术前晚上争取睡个好觉，保证血压控制在理想范围内——血压高的患者可根据血压情况遵医嘱口服降压药。如果患者在术前身体上出现任何不适，都要及时地告诉医护人员，以便及早处理。

（2）手术区皮肤清洁：手术前应该在病情允许的情况下洗澡、更换衣服，清洁腹部局部皮肤，尤其是肚脐及周围皮肤。毛发较多者应进行局部皮肤备皮，注意手法轻柔，勿损伤皮肤。

（3）肠道准备：肠道准备是为了预防手术时的污染，降低感染发生率，减少术后腹胀及肠道的并发症，同时还能减少术后腹膜透析导管移位的风险。手术前3天少吃油炸食物，术前8小时禁食，术前4小时禁水，以防手术过程中因呕吐而引起窒息或吸入性肺炎。

（4）保持排便通畅：术前还应练习床上排便。因术后需要卧床休息，排便习惯改变后容易导致排便困难，从而引发尿潴留或便秘。手术前排尽大小便，既往有便秘史者需灌肠，有前列腺增生者需检查膀胱有无尿潴留。

### 3. 手术前能吃东西吗？

手术前一日不宜食用容易产酸、产气的食物，如牛奶、豆类制品和过多的肉类、水果等。

采取局部麻醉方式的患者手术当日可进食，但不可进食过饱，除服用药物需用少量水送服外，不喝粥、汤、水。

采取全身麻醉方式的患者术前禁饮、禁食8个小时，如手术当日出现明显的饥饿感或出现低血糖反应时，应立即告知医生，医生会为患者通过静脉补充营养液体。

### 4. 手术前出现突发情况怎么办?

手术前可能出现一些突发情况,会影响到手术的顺利进行,医生应和患者及家属充分沟通,综合评估并视情况重新安排手术时间或取消手术。包括患者临时改变想法,不愿行腹膜透析手术;突然出现急腹症如腹痛、腹泻,严重便秘或消化道出血等症状;女性患者突然来月经;剧烈咳嗽、咯血等呼吸道症状;不能平卧、心慌、气紧、血压过高或过低等心血管问题;等等。

### 5. 手术前还有哪些注意事项?

(1)在手术前,请患者千万不要离开病房,因为医生会和患者沟通很多手术的相关事宜,签署手术同意书,完善相关的检查。护士也会为患者讲解相应的手术知识和术中配合等术前须知,进行健康宣教。

(2)手术前应注意避免感冒、腹泻、便秘等。

(3)手术前3天应停止使用相关抗凝药物如肝素类药物、阿司匹林、氯吡格雷、华法林等。

## 四、腹膜透析置管手术后有哪些注意事项?

### 1. 手术后必须卧床休息吗?

是的。手术后第一天需要患者卧床休息,可取平卧或半卧位,如果术后立即活动可能导致伤口出血,增加导管移位的风险。全身麻醉的患者术后还需去枕平卧6小时。同时需避免频繁翻身、用力咳嗽、排大小便等增加腹压的动作。

### 2. 手术后多久可以下床活动?

一般术后卧床休息24小时后即可下床活动。术后次日下床活动,可以有效促进肠蠕动，增进食欲，利于康复。特殊患者，如有糖尿病、营养不良等导致伤口愈合缓慢、有出血倾向的患者，术后要适当延长卧床休息时间。卧床时宜采取仰卧位或半卧位，此种体位可减轻腹部切口张力，利于伤口愈合。下床活动时动作要慢，避免引起切口牵拉和增加腹压的动作，如挺腰、用力排便等。

### 3. 手术后饮食上有什么要求?

（1）局部麻醉术后无需禁食，可先给予易消化的软食再过渡到正常饮食。由于术后伤口愈合需要营养，应增加蛋白质的摄入。

（2）全身麻醉患者应先禁食、禁饮 6 小时再开始少量饮水，如在饮水过程中无呛咳、呕吐后可进食少许流质饮食。逐渐过渡到软食，最后的饮食同局部麻醉患者。

（3）对于术后待伤口愈合后才开始透析的患者，仍须给予术前饮食，但应增加蛋白质的摄入，以利于伤口的愈合。伤口愈合前行血液透析的患者，给予血液透析饮食。对于行腹膜透析的患者，由于会从腹膜透析液中丢失蛋白质、维生素、微量元素等，应及时过渡到腹膜透析饮食，以保证充分的热量供给、蛋白质的摄入、维生素和微量元素的补充。

### 4. 手术后出现咳嗽怎么办?

咳嗽常见于上呼吸道感染或心衰等疾病。因咳嗽会增加腹压，如术后咳嗽会影响切口的愈合，出现手术切口渗血、渗液等，还可能增加发生手术切口疝等的风险。如果患者术后出现咳嗽，应及时报告医护人员，针对病情寻找病因并及时完善相关检查，予以止咳化痰、抗感染等治疗。同时，在咳嗽时要用手按压伤口，必要时可以给予束腹带约束腹壁，避免腹壁张力过高牵拉伤口。

### 5. 还有哪些术后注意事项?

（1）术后保持心情平和，避免忧思烦闷。可多听听音乐、陪家人聊天等。在首次透析时，可能会出现腹胀，腹膜透析液进出时有疼痛感或排便感，透出液呈红色等，不必紧张。

（2）保证睡眠充足，如因伤口疼痛影响心情和睡眠，可适当使用镇痛药物。

（3）保持排便通畅，避免腹泻和便秘等。

（4）保持个人卫生和保暖，避免感染。

### 6. 手术后多久可以出院?

手术后患者或家属需要接受腹膜透析相关操作的培训。因此，住院时间的长短，除了由病情决定外，还要受培训效果和进度的影响。能按培训计划完成考核者，3~7天可以出院。如果病情平稳，患者也可以次日出院，1周后来院培训。如存在重度贫血、心衰、肺部感染等情况，或有手术并发症时，均需要延长住院时间。

### 7. 手术后多久开始学习透析操作? 家属和患者都需要学吗?

腹膜透析手术后，由于患者对新插入的腹膜透析管不适应，加上伤口疼痛、疲乏等原因，手术后一般先对家属进行操作培训。在术后第二天，如果患者感到自身情况良好，可以和家属共同参与学习。但在整个操作教学中家属都必须参与，并且要固定一个家属进行学习，以节约时间成本。

腹膜透析一开始就要对患者进行全面教育，让患者从选择治疗方式开始就形成正确的意识。因此，对腹膜透析患者进行培训和教育应该是一个长期的贯彻整个腹膜透析治疗始终的过程。长期有效的培训和教育对维持性腹膜透析的充分性、减少并发症的发生、提高患者的生活质量都是非常重要的，所以家属和患者都需要做好长期学习的准备。

# 五、腹膜透析置管手术后怎么观察和护理手术伤口？

### 1. 手术后怎么保护伤口？

（1）术后手术伤口宜用无菌透气的封闭式敷料覆盖，不要随意揭开。需要密切观察敷料情况，发现敷料被污染、浸湿、松脱等应及时更换。

（2）注意手术切口情况，避免大幅度的活动，尽量避免增加腹内压及腹壁张力的动作，以免牵拉伤口。

（3）保持大便通畅，若有便秘，及时采取适当的通便措施。

（4）术后如果出现手术切口疼痛，可对症治疗，若出现与进出腹膜透析液相关的疼痛，可采用调整合适的腹膜透析液温度、灌入及放出的流速等方法来减轻疼痛。

### 2. 怎么观察和防止伤口出血？

（1）观察伤口敷料有无渗血浸湿，如有渗血，应由医务人员揭开敷料，清洁、消毒伤口，观察出血点，并根据出血点情况采取加压包扎、指压止血或重新缝合止血等措施。

（2）观察伤口周围皮肤组织，发现皮下淤斑、硬结、肿胀，应视情况予以局部止血措施，必要时给予止血药物止血。

（3）观察腹膜透析引流液的颜色，若出现持续的血性透出液，应考虑活动性出血，应使用低于体温的腹膜透析液加强冲洗，必要时给予止血药物。

### 3. 手术伤口多久换一次药最好？

手术伤口不宜过多地暴露在空气中，以防止细菌的侵入和减少伤口污染风险，所以换药次数也不宜太频繁。正常情况下可每周换药一次；如有渗液、污染等随时更换；如有伤口感染，应遵照医嘱局部或全身使用抗生素并每日换药。

### 4. 怎么观察和预防伤口感染？

（1）观察：密切注意术后腹部伤口是否出现异常疼痛、渗液、脓性分泌物等，或伤口局部有跳痛、红肿、发热、皮下硬结、压痛等情况。必要时可取分泌物做涂片化验及细菌培养。

（2）预防：

①避免伤口敷料污染、浸湿、松脱等情况，使伤口暴露，直接与外界接触。若有以上情况，应及时更换敷料。

②尽量避免增加腹壁张力的动作，以免影响伤口愈合，增加感染风险。

③注意局部清洁卫生，保持床单、被褥、衣物的清洁、干燥和舒适，防止细菌传播。

④增强自身免疫力，促进伤口早期愈合，以降低感染风险。

### 5. 手术伤口多久可以拆线？

术后未开始腹膜透析，无渗血、渗液、感染等情况发生的，伤口愈合良好，一般10天至2周可以拆线。

术后即开始腹膜透析，或有伤口渗血、渗液、感染等情况，或营养状态特别差，有糖尿病，高龄等原因，均会造成伤口愈合缓慢，应视情况推迟拆线时间至术后3周左右。

（阮　毅）

第四章

# 腹膜透析导管及出口处护理

## 一、腹膜透析导管、短管和钛接头是什么？
## 使用和保护腹膜透析导管应该注意什么？

### 1. 什么是腹膜透析导管？ 什么是腹膜透析短管？ 什么是钛接头？

腹膜透析导管是用来建立长期腹膜透析治疗的工具，目前使用的腹膜透析导管是一种硅胶管，无毒，可弯曲，可长留于腹腔的管道，分为体内和体外两部分，体内是留置于腹腔，末端位于直肠膀胱（或子宫）陷凹，体外是通过腹部 10 cm 的皮下隧道钻出腹壁留在皮肤外的管路。这根管路非常重要，如果一直腹膜透析就一直使用，不需要更换。

腹膜透析短管是连接在腹膜透析导管下面的管路，一段是白色的硅胶管，另一段是带有总开关、碘伏帽组合的塑料连接端部分，是用来进行换液操作的连接区域。

钛接头是由钛合金材料制成的，用于腹膜透析导管与腹膜透析短管接口的转换连接部分。它由两部分组成：接头和螺旋帽，起固定作用（图 4 - 1）。

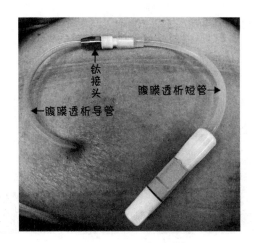

图 4 - 1　腹膜透析管路

### 2. 腹膜透析短管必须半年更换一次吗?

腹膜透析短管一般需要半年更换一次,如果感染腹膜炎或是短管破裂需要随时更换。

### 3. 可以自己购买短管在家自行更换吗?

不可以。因为更换短管不仅对消毒环境有要求,还需要遵守无菌操作原则,如果操作不当,会引起腹腔感染,所以必须由操作熟练的医务人员更换。

### 4. 钛接头是金属的, 做磁共振等特殊检查会受影响吗?

不影响。因为钛接头的材质为钛合金金属材质,由于钛金属并没有磁性,是可以进入磁共振机器内的。检查时患者要注意将钛接头部分尽量远离身体,防止出现影像上的干扰。

### 5. 怎样稳妥固定和保护导管?

腹膜透析导管是腹膜透析患者的生命线,为了防止导管活动时牵拉切口皮肤，防止导管脱落，根据个人喜好可以制作一个腰带或透气的腹袋，操作结束的时候将导管放入袋内保护、固定。但要记住，在放置的时候不要使导管打折，这样容易导致导管破裂、渗液。勿穿紧身衣裤，勿将裤腰皮带压在导管上。另外，避免尖锐的东西在导管周围活动，以免划伤导管（图4-2）。

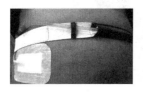　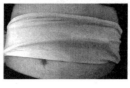　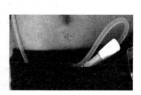

正确 ✅　　　　　　　　正确 ✅　　　　　　　错误 ❌

图4-2　腹膜透析导管固定方式

# 二、什么是早期出口处？怎么进行早期出口处护理？

### 1. 什么是早期出口处？

腹膜透析导管置入不满6周，出口处伤口还在愈合期，我们称为"早期出口处"。

### 2. 早期出口处换药几天一次更好？

在没有出血、渗液、敷料脱落的情况，早期出口处一般每周换药1次，因为换药用的消毒液会刺激伤口，影响伤口的愈合；在出口处完全愈合前，过于频繁地将其暴露在空气中，也会增加出口感染的机会。当然，如果出口处敷料松脱、污染、潮湿，应及时更换。

### 3. 怎么选择出口处敷料？

一般情况下出口处都应该选择透气良好的封闭式敷料保护，以防止出口处与外界接触，增加污染机会。但有的患者对敷料过敏，如出口处周围皮肤出现红疹，或敷料黏胶引起皮肤瘙痒不适，那么患者可以选择纱布保护、纸胶带固定或不易过敏的敷料保护。

### 4. 怎么选择出口处皮肤消毒剂？

出口处皮肤消毒一般选用的是不含乙醇的聚维酮碘溶液（即碘伏液），它使用方便，对皮肤黏膜刺激性小，消毒隔离细菌效果良好，广泛适用于出口、伤口等处的皮肤消毒。如果出口处有肉芽生长或经常反复结痂，可以选择生理盐水清洗。在出口处皮肤感染期间，闻有恶臭味，挤压有脓性分泌物的时候，还可以选择双氧水消毒，起杀菌、防腐、除臭等作用，使用双氧水的时候要注意先用生理盐水清洁出口处周围皮肤，然后再用双氧水消毒。

### 5. 早期出口处护理需要准备的用品有哪些？

早期出口处护理需要准备的物品有：碘伏消毒液、生理盐水、无菌棉签、口罩、无菌敷料或纱布、纸胶带、无菌手套。

### 6. 早期出口处换药的正确方法和步骤如何？

早期出口处换药时，如果是护士或家人给患者换药，患者最好处于仰卧位，如果是患者自己换药的话可以选择坐卧位，具体操作步骤如下：

（1）关上门窗和风扇，保持换药环境干燥、整洁。

（2）准备好换药需要的物品，暴露出口处周围皮肤。

（3）取下伤口的旧敷料，如果敷料和伤口的痂皮粘连在一起，不要用力拉扯，可以用生理盐水润湿敷料粘连的地方，待松脱后再轻柔取下。

（4）观察出口处情况：如渗液、损伤、红肿或出血。

（5）戴上手套，用无菌棉签蘸取生理盐水清洗伤口，注意以出口处为圆心，由内向外环形擦洗。如果出口处有痂皮，不要强行去除，可以先用生理盐水浸湿，待其软化后去除，然后用无菌棉签擦干皮肤。

（6）用无菌棉签蘸取碘伏液，消毒出口处周围皮肤，注意勿让消毒液进入出口处或隧道里面，然后用无菌棉签擦干。

（7）轻柔地把敷料覆盖在出口处，注意顺着腹膜透析导管钻出腹壁的方向，将导管固定在皮肤上，特别注意不要用力牵拉腹膜透析导管，检查导管是否固定良好。

（8）废弃物用垃圾袋装好妥善处理。记录出口处情况，换药结束（图4-3，视频4-1）。

扫描二维码，可观看视频

视频4-1

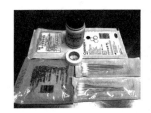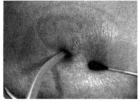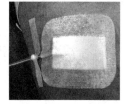

图4-3　出口处换药

# 三、什么是长期出口处？怎么进行长期出口处护理？

## 1. 什么是长期出口处？

腹膜透析导管置入满6周，伤口愈合良好，我们称为"长期出口处"。

## 2. 长期出口处需要敷料覆盖吗？

因为伤口已经愈合，长期出口处不需要敷料覆盖了，如果患者担心出口处感染，导管牵拉处也可以用敷料覆盖保护。

### 3. 长期出口处该怎样护理？

（1）长期出口处在有敷料覆盖的情况下一般每周换药 2 次，洗完澡后立即换药。

（2）没有贴敷料的情况下，需要每天护理 1 次。

（3）如果出口处发生感染需每天换药 1~2 次，同时遵照医嘱用药。

（4）在感冒或患呼吸系统疾病的时候戴口罩，双手有皮肤疾病需加戴手套。

（5）护理方法同早期出口处护理（视频 4-2）。

扫描二维码，可观看视频

视频 4-2

### 4. 出口处反复结痂怎么处理？

如果出口处反复结痂，可以选择敷料覆盖保护，避免与衣物摩擦，引起疼痛、出血或感染。在护理时先用生理盐水浸润痂皮，待其软化后，再用棉签轻柔剥落，注意痂皮不要强行去除。必要时可用百多邦软膏涂抹局部，预防感染。同时注意固定好导管，避免因导管移动反复摩擦出口处皮肤。

# 四、手术后洗澡时和皮肤清洁时有哪些注意事项？

### 1. 手术后什么时候可以开始洗澡？

手术后在伤口愈合前不建议洗澡，因为伤口被洗澡水浸泡后容易发炎。在这期间可以用湿毛巾擦洗皮肤，并勤换内衣。伤口缝线一般2～3周拆除（糖尿病患者可适当延长拆线时间），拆线后3～5天就可以开始洗澡了。

### 2. 淋浴好还是盆浴好？

最好选择淋浴。相对来说盆浴没有淋浴卫生，因为盆浴的水在一个容器里，洗浴过程中盆里的水会慢慢变脏，浴盆本身也容易留存细菌，盆浴过程中出口处不小心被水浸泡，更容易发炎。而淋浴的水是流动的，洗浴时水自上而下，可以更好地避免出口处被水浸泡，减少出口处感染隐患。特别提示，在秋冬天洗浴时注意保暖，洗浴次数不要太频繁，洗浴后可以适当使用保湿润肤品滋润皮肤，防止皮肤干燥和瘙痒。

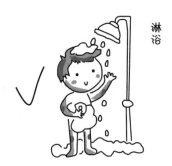
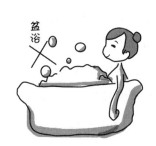

### 3. 洗澡时怎样保护出口处和管路？

洗澡前需将管路放入肛门袋（洗澡袋）内，并将肛门袋妥善粘贴在出口处皮肤上（有经验的患者建议在肛门袋外面用保鲜膜覆盖以加强保护），以防止洗澡水浸湿出口处。洗澡的时候不要将淋浴喷头对着出口处冲洗，避免让出口处浸泡在水里。注意先不要洗出口处周围，不用劲搓揉肚子，不弯腰，尤其不能下蹲。洗澡过后需做一次出口处护理。

### 4. 洗澡时不小心让水浸入了隧道口怎么办？

洗澡时不小心让水浸入隧道口后不要着急担心，目前使用的腹膜透析导管都带有涤纶套（Cuff）设计，导管在皮下段出皮肤前有涤纶套阻塞隧道，会最大限度地避免外界污物浸入隧道内部。洗完澡后及时进行正确的出口处护理，能够进一步消除感染风险。护理的时候注意观察出口处周围皮肤是否红肿、疼痛，然后沿着隧道用手自远而近向出口处方向挤压，尽量将水挤干净，用棉签擦干。接下来进行常规护理就行了。当然也要注意观察，如果有感染迹象及时咨询医生，及时处理。

（何学勤）

第五章

# 腹膜透析换液操作

## 一、怎么对透析房间的空气进行消毒？
## 外出时怎么找到合适的换液空间？

### 1. 透析房间的地面和家具需要每天清洁、消毒吗？

是的。透析的房间地面每天都要打扫、清洗、整理，避免灰尘、杂物影响房间的干净、整洁。换液操作中需要用到的桌子或其他家具，应用酒精或稀释的 84 消毒液喷洒桌面，反复擦拭，然后用干毛巾擦干。特别是对免疫功能差的人群，更要注意房间及用品的清洁。

### 2. 清洁和消毒有区别吗？

有区别。清洁是清除物品表面的污物，而消毒是在清除物品表面污物的基础上杀灭物品上的病原微生物。简单地说，清洁就是清除物品表面可见的污物，而消毒是清除不可见的污物。

### 3. 怎么保证清洁工具本身的清洁？

在打扫房间的时候，用过的毛巾、拖布等清洁工具要用消毒液分类浸泡、清洗，清洗过后在向阳通风处悬挂晾干，还可以用日光暴晒法，将毛巾、拖布放在太阳光下照射，定时翻动。紫外线不仅保证了清洁工具本身的清洁，还可以对清洁工具起到杀菌消毒的作用。

### 4．怎么对透析房间的空气进行消毒？ 怎样保证透析房间的空气质量？

对于房间空气消毒最可靠的是采用紫外线消毒灯或空气消毒机（臭氧或等离子技术等）消毒。同时每天均应有一段时间开窗通风，最佳时间为上午 9 时、下午 3 时左右，一般要通风 30 分钟以上。

紫外线照射法消毒时需注意，消毒前人员离开，关闭门窗。房间按每 15 m² 左右 30 W 的标准安装低臭氧紫外线灯或者空气消毒机，每次最好照射 1 小时以上，可杀灭室内空气中 90% 的病原微生物。

若遇停电或消毒机故障，可以使用食醋熏蒸或艾卷燃熏消毒法暂时替代。食醋中含有醋酸等成分，具有一定的杀菌能力。每 10 m² 可用食醋 100~150 g，加水两倍，用小火煮沸熏蒸。消毒时关闭门窗，每日熏蒸 1~2 次。使用艾卷燃熏消毒时，也最好关闭门窗，点燃艾卷熏 30 分钟后开窗通风。值得注意的是，不宜用消毒液喷洒消毒法。这种方法只适合居室表面和家具表面的消毒。因为消毒液喷洒后会很快降落于地面，没有足够时间停留并作用于空气中的细菌。

严格来说，每次换液前房间都应进行消毒，每次 30 分钟以上。如果不能满足，每日至少消毒 1 次，每次 1 个小时以上。在进行房间空气消毒的时候，需要关闭门窗，不要开门随意进出，停止房间打扫工作，并关闭空调、风扇等。人在外面等候。

房间消毒结束，在进行透析换液操作的时候先不要打开窗户，同时也不要开电扇、空调，以减少空气流动。另外房间内不允许宠物进出和摆放花草，以避免滋生细菌。在操作的时候需要集中精力，不要接打电话、看电视或做些其他事情。保持门窗关闭状态，如果有客人来访，不要让其围观、交谈，以避免交叉感染。换液结束后，及时开窗通风，以便营造更好的环境。

### 5. 外出时应该怎么找到合适的换液空间？

在家换液能够保证有固定的换液房间，定期消毒。如果外出旅游或探亲访友的时候，需要找一个相对独立和安静的地方，只要房间通风、干净、干燥、光线良好就行（视频 5 - 1）。

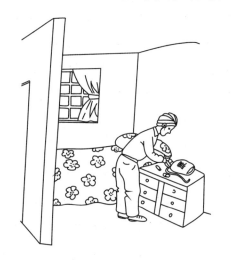

扫描二维码，可观看视频

视频 5 - 1

## 二、在换液操作之前需要做好
## 哪些物品准备工作？

### 1. 在换液操作之前需要准备哪些物品？

充分的用物准备是保证操作过程顺利进行的必要条件，换液开始之前需要准备以下物品（视频 5 - 2）：

（1）双联系统腹膜透析液：腹膜透析液的主要成分包括渗透剂、缓冲液和电解质。

扫描二维码，可观看视频

视频 5 - 2

不同厂家生产的腹膜透析液的具体成分也有一定差异，例如有青山利康腹膜透析液（普通钙腹膜透析液），剂量 2 000 mL，浓度有 1.5%、2.5% 和 4.25%；百特腹膜透析液（低钙腹膜透析液），剂量有 2 000 mL 和 5 000 mL（5 000 mL 适用于自动化腹膜透析机），浓度有 1.5%、2.5% 和 4.25%。换液前要根据医生的处方准备相应浓度的腹膜透析液。需要注意的是，腹膜透析液需要在换液前 1 个小时左右提前用恒温暖液箱预热好。

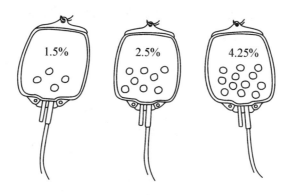

（2）蓝夹子：用于换液体的时候夹住出液管或入液管。蓝夹子选用的是塑料材质，韧性好，不易折断，除非损坏，否则不需要更换。这些夹子不是无菌的，用毕清洗待干后放在方便盒里，以备下次再用。

（3）碘液微型盖（以下简称"碘伏帽"）：碘伏帽用于腹膜透析短管管口的消毒保护，由帽壳、帽盖及壳内含有碘伏的海绵组成，每次换液结束时更换，一次性使用。最好准备 2 个，其中一个作为备用。

（4）金属夹子：最常见的是不锈钢夹子。在腹膜透析短管口与腹膜透析液管路接口连接的时候，短管连接口外露的深蓝色螺纹部位最好用消毒的避污薄膜包裹保护（腹膜透析液袋内没有预装薄膜片的，可以把外包装袋剪一小段用内侧面包裹保护），然后用铁夹子夹住固定，铁夹子同蓝夹子一样，是清洁物品，用后清洗，待干后放入方便盒内。

（5）废液盆：可以是普通的塑料盆子或桶。在家里固定准备一个废液盆，作为用来放废液袋、装废液的盆具。注意与家用盆分开，以免交叉感染。

（6）挂钩：用来悬挂腹膜透析液，挂钩可以是移动的，但必须能承受腹膜透析液的重量，如输液架。不建议使用一般粘贴式挂钩，因为挂钩可能会在操作中脱落，致使腹膜透析导管受到牵拉和影响操作过程。

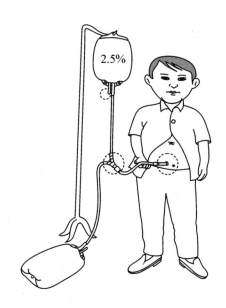

（7）口罩：在进行换液操作过程中，需戴上口罩，它能防止鼻腔和口腔中的细菌进入腹腔，特别是在咳嗽、感冒期间更要严格要求自己，如果是他人操作，操作者和患者自己都需戴上口罩。

在物品准备的时候如果发现加热的腹膜透析液质量出现问题，应该马上更换一袋液体重新加热；如果是蓝夹子坏了，可以用手将腹膜透析管路入液段或者出液段折叠控制液体进出或者用其他夹子代替；挂钩不能使用的话，在液体灌入的时候可以临时让家人站立手举腹膜透析液袋直至灌入结束；碘伏帽损坏的话直接更换一个新的碘伏帽。

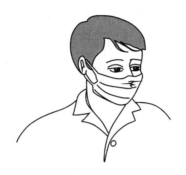

**2. 哪些物品属于无菌物品？ 它们和普通清洁物品有什么不同？准备无菌物品时要注意什么？**

　　在操作过程中用到的腹膜透析液和碘伏帽是无菌物品。无菌物品是未被污染的物品，是需要经过物理、化学方法灭菌后才能使用的物品；而普通清洁物品是未经过消毒灭菌处理的物品，使用时需注意不能接触无菌接口部位，用后清洗待干后保存备用即可。在准备无菌物品的时候需要检查物品的外包装是否有破损，是否在有效期内。打开碘伏帽外包装的时候要检查帽内是否含有消毒海绵，在使用过程中，触及帽口内侧及碘伏帽掉落，需更换一个新的碘伏帽。

**3. 为什么腹膜透析液使用前一定要加热？ 什么温度最合适？停电或者恒温暖液箱坏了怎么加热？**

　　太冷或太热的腹膜透析液都会刺激腹膜，让患者感觉不舒服，引起腹痛等不适。接近人体温度（37～38℃）的腹膜透析液灌注时才可以有效地保护我们的腹膜免受刺激，使患者舒适。所以夏天天气炎热的时候除外，腹膜透析液在使用前最好加热至37～

扫描二维码，可观看视频

视频 5-3

38℃，具体温度以灌入时患者舒适为宜（视频 5 - 3）。

停电或是恒温暖液箱坏了的时候，可以用其他一些干热加热法临时替代恒温暖液箱。比如电热包或者把腹膜透析液放在锅盖或蒸格上利用热传递进行加热，就是通过温度高的物体把热量传给腹膜透析液袋。但要注意温度太高会导致腹膜透析液里的成分发生变化，影响使用。不建议将其放在热水里浸泡、用通电的电热毯包裹或微波炉加热，以避免细菌污染或安全隐患。

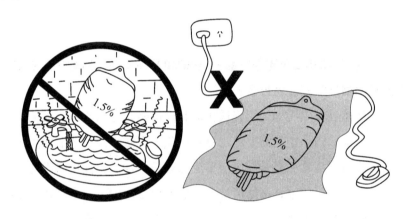

# 三、在换液操作之前需要做好
# 哪些个人卫生工作？

## 1. 每次换液操作前都必须洗手吗？ 怎样洗手才能真正洗干净？可以用手消毒剂代替洗手吗？

是的，每次换液操作前都必须洗手。正确的洗手方法是避免操作过程中因污染导致腹膜炎的有效途径之一。洗手时需要用肥皂水或含有抗菌成分的洗手液按七步洗手法进行充分揉搓。首先湿润双手，涂抹肥皂或洗手液，在掌心揉出泡沫，然后洗指尖、指背及指间、每只手的背部和手掌及手腕；最后手朝上，用流动水冲洗泡沫，直至冲洗干净；用干净纸巾擦干或自然待干；洗手时间至少2分钟，每个动作重复5次，不低于15秒。洗手是预防感染最经济最有效的措施，也是最简单的一个动作，所以一定要洗手，而且还要正确洗手（视频5-4）。

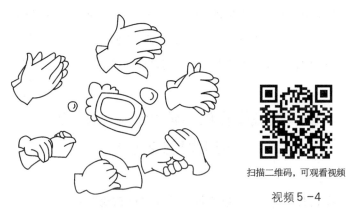

扫描二维码，可观看视频

视频5-4

不可以用手消毒剂代替洗手。因为洗手是洗掉手上的污垢，去除碎屑和部分致病菌的过程，使手保持清洁卫生，防止细菌扩散。手消毒剂大多含有酒精，过多使用会对手部皮肤造成伤害，对手部污垢的清洁也起不到足够的作用，只能作为手部清洁的辅助手段。所以洗手不可以用手消毒剂代替。

### 2. 洗完手了又摸了脏东西怎么办？

洗好手准备换液操作的时候又摸了其他东西，最好再重复洗手一次；若触摸的是清洁物品，也可以用手消毒剂揉搓消毒替代。

### 3. 为什么留指甲也会影响手卫生？

因为指甲里容易藏污垢、滋生细菌，而且指甲缝常常难以彻底清洗，无论一天洗多少次手，都不能保证指甲缝隙里面的清洁卫生，自然会影响到整个手部的清洁状态。所以建议一周剪一次指甲，以保证手卫生。

#### 4. 换液时换液者和患者需要戴口罩吗？

任何情况下换液操作时换液者和患者都需要戴口罩。在换液操作过程中有可能因为其中一方未戴口罩出现咳嗽、打喷嚏等情况，唾液、细菌都会污染操作环境周围的空气，影响整个操作过程的绝对清洁。除了口腔飞沫以外，鼻腔里的细菌同样需要引起重视。戴口罩不仅防止口腔里的细菌，还能有效地防止鼻腔里的细菌进入导管。为了保证有个良好的操作环境，换液者和操作者都应该严格要求自己，戴上口罩。

## 四、换液操作的具体步骤是怎样的？
## 出现失误怎么办？

#### 1. 换液怎么操作？ 必须掌握的关键点有哪些？

换液操作方法并不难，但学习过程的时间长短会因人而异。最好在置管术前先让学习者观看、了解换液的实际操作过程，让学习者提前了解操作步骤、注意事项，做好心理准备。术后按照不同人群、接受程度、综合情况选择不同的培训方式，统一培训和一对一指导相结合。同时让学习者在腹膜透析操作模特上进行反复练习，直至熟练掌握、考核合格后才独立操作。具体换液步骤如下：

（1）准备：清洁工作台，准备换液所需物品，洗手，戴口罩，待腹膜透析液温度适宜取出腹膜透析液，检查腹膜透析液完好（视频 5 - 5），取出身上的短管确保短管处于关闭状态，等待连接。

扫描二维码，可观看视频

视频 5 - 5

（2）连接：分开腹膜透析液双联系统管路，新鲜液袋挂在准备好的挂钩上，引流袋放入低处的废液盆中，用蓝夹子分别夹住出液、入液两根管路，一手握住短管浅蓝色手柄部位，另一手握住腹膜透析液袋管路拉环接口圆盘后方，分别拉开腹膜透析液管路接口拉环，拧开短管碘伏帽，将短管口朝斜下方，与腹膜透析液袋管路接口对准并迅速连接、拧紧，然后用避污薄膜片包裹保护短管口外露螺纹部分，用夹子固定。

（3）引流：打开短管旋钮开关，同时松开夹闭出液管的蓝夹子，腹腔里的废液就会通过出液管留到废液袋里，引流完毕关闭短管开关，用蓝夹子夹住出液管。

（4）冲洗：确认短管开关处于关闭状态，折断腹膜透析液袋下端管口的可折柄，移开入液管和出液管的蓝夹子，慢数 5 秒，观察透析液流入废液袋中，排尽管腔内的空气，用蓝夹子夹住出液管，冲洗结束。注意检查管路有无渗液。

（5）灌注：打开短管旋转开关，开始将液体灌注到腹腔。

（6）分离：灌注结束，关闭短管总开关。取下空液袋放置于低处，检查并撕开碘伏帽的外包装，将短管接口与腹膜透析液袋接口分离，短管口朝斜下方，戴上碘伏帽并旋紧（视频 5－6）。

扫描二维码，可观看视频

视频 5－6

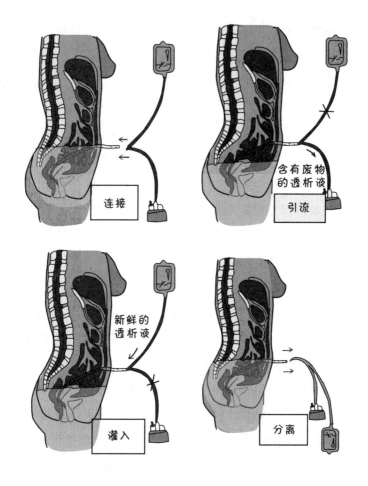

不仅要熟练掌握整个换液步骤，还要掌握换液过程中的关键要点，具体要点如下：

（1）在短管口与腹膜透析液袋双联系统接口连接的时候要求无菌操作：就是两个端口不能接触到任何东西，一旦接触视为污染，要马上停止操作，做相应处理。如果是腹膜透析液袋连接口被污染，请丢弃整袋液体，重新加热一袋腹膜透析液备用；如果是短管接口被污染，需要用准备好的碘伏帽戴上消毒，半个小时后再重新开始操作。

（2）腹膜透析液引流时间大约需要 20 分钟，如果引流时间太长、流速太慢，要检查管路有无折叠、受压，开关、夹子是否完全松开，等等。

（3）腹膜透析液灌注时间大约需要 10 分钟，如果灌注时间太长，也要注意管路是否堵塞。

### 2. 换液过程中发现腹膜透析液袋有漏液怎么办？

在换液过程中发现腹膜透析液有漏液，无论是否已经开始灌注，都需要立即停止操作，断开连接，戴上碘伏帽；丢弃问题液体，重新加热一袋腹膜透析液，按操作流程完成后面的操作。若是在灌注过程中才发现腹膜透析液有渗漏，最好新准备 2 袋腹膜透析液，用一袋新的腹膜透析液进行一次腹腔冲洗后，再灌入另一袋留腹。记住：用了有质量问题的腹膜透析液极易导致腹膜炎，降低腹膜功能，所以一定要在使用前仔细检查，尽量在准备环节发现漏液、破损等情况。

### 3. 换液过程中还可能会出现哪些失误？ 该怎样弥补呢？

在操作过程中，还有可能出现一些小失误，需要弥补。例如，在灌注液体的时候，引流管的夹子忘记夹了，导致一些新鲜液体直接排放进了废液袋。这时可以根据流失到废液袋里的腹膜透析液剂量、前一天的尿量、近期身体感受等来评估需不需要增加一次换液，来弥补总治疗量的不足。

在液体引流结束进行冲洗排气的时候，忘记关闭开关或忘记冲洗排气，使空气进入到腹腔，会引起腹、肩、背部游走性疼痛。需要立即卧床抬高臀部，使盆腔高于胸部，把刚灌入的液体引流出来，腹腔内的空气会随着液体一起排放出来。然后再重新灌入一袋新的腹膜透析液留腹。

# 五、换液之后该做些什么？如何处理排出来的废液及用物？怎么安排换液时间？

### 1. 换液之后该做些什么？

换液结束不等于操作全部完成了，还需要做些其他事情来评估透析的情况，包括：

（1）检查透出液：正常的透出液颜色是清亮淡黄色或深黄色，偶尔会出现白色的絮状物漂浮在液体里，这个称为"纤维蛋白"，是正常现象。患者可以从饮食中补充一些优质的蛋白质来弥补这些损失。如果透出来的液体是浑浊的，不透明（将报纸或杂志放在液体袋下，透过液体看不清楚报纸或杂志上标题部分的字），需要保留并带上浑浊的腹膜透析液到医院化验。腹膜透析液呈现淡红色，有可能是体内毛细血管破裂或腹腔受到撞击出血，女性会在例假前后出现红色腹膜透析液，这种情况建议用稍凉的腹膜透析液冲洗，2～3天会消失。如果颜色加深，未缓解，需要警惕腹腔大出血，应及时就医处理。

（2）记录：透出液需要称量，记录在腹膜透析居家日志本或腹膜透析记录本上，并每日计算超滤量（视频5-7）。

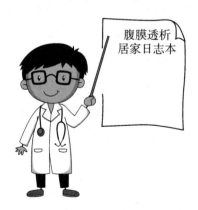

扫描二维码，可观看视频

视频5-7

（3）收拾用物：整理清洁，废液排放进卫生间马桶里，废液袋用垃圾袋装好再弃置（视频5-8）。其他用品清洁后收纳在方便盒里备用。

扫描二维码，可观看视频

视频5-8

### 2. 如何处理排出来的废液及废液袋？ 这个传染吗？

在家里最好备一把专用的剪刀，在处理废液的时候，用剪刀小心的剪开废液袋，把废液倒进厕所里。把废液袋装进黑色的专用垃圾袋里，注意不要与生活垃圾混装在一起。废液和小便类似，有臭味，但不具备特殊传染性。如果患者有体液传播性疾病如梅毒、艾滋病、肝炎等，冲厕所前应该用漂白粉浸泡，处理时最好戴上手套，避免废液接触到黏膜或皮肤受损部位；废液袋放入两层的垃圾袋中，扎紧后分开放置，然后再统一处理。

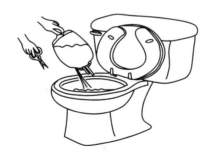

### 3. 下一次又该什么时候换液？

一次换液过程是指从腹腔里把废液排出来，再灌入新的腹膜透析液。医生会根据患者的情况调整换液次数和留腹时间，大部分人每天透析3~4次，白天可以让腹膜透析液在腹腔保留4~6小时，夜间留腹10~12小时。腹膜透析换液的时间是可以机动的，但还是建议每天尽量规律换液，这对提高腹膜透析的质量有一定的好处。

具体时间安排可以参照以下示例：

| 透析 3 袋不留腹 | 透析 3 袋留腹 |
|---|---|
| 8：00（进液） | 8：00（出前一天 20：00 废液－进液） |
| 12：00（出液－进液） | 14：00（出液－进液） |
| 16：00（出液－进液） | 20：00（出液－进液） |
| 20：00（出液） | |

| 透析 4 袋不留腹 | 透析 4 袋留腹 |
|---|---|
| 8：00（进液） | 8：00（出前一天 20：00 废液－进液） |
| 12：00（出液－进液） | 12：00（出液－进液） |
| 16：00（出液－进液） | 16：00（出液－进液） |
| 20：00（出液－进液） | 20：00（出液－进液） |
| 24：00（出液） | |

（何学勤）

第六章

# 充分透析与腹膜功能保护

## 一、如何判断和保证透析的充分性？
## 怎么留取标本和检测？

### 1. 透析充分和不充分各有哪些表现？

我们常常把透析治疗效果的好坏称为透析是不是"充分"：充分说明效果好，不充分说明效果不好。透析的目标是实现充分的透析。透析很充分的感觉如下：

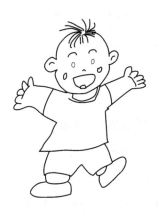

（1）营养状态良好：身心安泰、食欲良好、体重增加、体力恢

复、慢性并发症减少或消失。

（2）无明显尿毒症症状：无恶心、呕吐、失眠及明显乏力、不宁腿等毒素蓄积症状。

（3）容量控制良好：无明显水肿，无脱水，血压控制良好。

透析不充分常表现为：

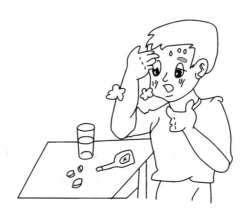

（1）表情淡漠、精神萎靡、记忆力减退，严重时可出现昏迷。

（2）营养不良、疲乏无力、面色苍白。

（3）恶心呕吐、食欲不振、腹泻、口腔异味及消化道出血。

（4）水肿、胸闷气紧、呼吸困难、高血压。

（5）肢体麻木疼痛、骨痛、容易骨折。

（6）月经紊乱、性功能障碍。

（7）容易并发感染。

### 2. 哪些因素可能导致透析不充分？

（1）透析剂量不够：常见于肥胖、残余肾功能下降、摄食过多、低转运的患者，应根据患者的临床症状、体征、残余肾功能、平衡试验和体表面积来制定透析剂量，适时增加透析剂量。

（2）透析时间不足：部分患者由于夜间留腹出现负超滤，为减少留腹时间，长期采用间歇式腹膜透析（IPD）这一透析方式导致腹膜透析时间减少。

（3）透析方式不合适：如高转运患者腹膜透析液留腹时间太长。

（4）残余肾功能下降：随着残余肾功能的下降，需要相应地增加透析剂量，否则毒素清除可能会不达标。

（5）腹膜转运特性的改变：在透析初期，透析方案是根据基础的平衡试验的腹膜转运特性来确定的，长时间透析后，由于腹膜炎或腹膜透析液的生物不相容性，腹膜的转运特性也会发生变化，如果透析方案一成不变，则容易导致透析不充分。

（6）患者的体表面积太大：患者的体表面积太大是透析不充分的常见原因，尤其是高大的肥胖患者。

（7）其他并发症：当患者并发腹膜炎、营养不良时，需及时调整腹膜透析方案，防止透析不充分的情况发生。

### 3. 如何客观判断透析是否充分？ 感觉良好是否代表透析充分？

透析是否充分除了主观感觉良好以外，更重要的是还要依据各项临床评估指标进行全面客观的综合评价。

（1）溶质清除相关指标：

①血尿素氮和肌酐值：血尿素氮和肌酐值需要结合患者的症状体征综合判断。若尿素氮和肌酐值短时期内升高明显，并伴随食欲、精神下降，可能提示透析不充分。

②尿素清除指数（Kt/V）和肌酐清除率（Ccr）：通常来说，这两个指标需要定期测定，医生将根据这个结果评估患者的透析是不是充分。通过行充分性的检测，检测患者 Kt/V 的水平，Kt/V 是单位时间尿素清除容量比，即尿素清除指数，是指单位时间内机体对尿素的清除量，包括腹膜和残余肾单位，是衡量是否透析充分、观察透析效果的重要指标之一。Kt/V 在 1.7 以上，每周肌酐清除率 ≥ 50 L/

1.73m² 说明毒素清除情况良好。

③中大分子毒素清除情况：如 $\beta_2$ 微球蛋白、维生素 $B_{12}$ 等。

（2）营养状况相关指标：

①人体测量指标：体重、皮肤皱褶厚度、上臂周径等。

②生化指标：血清白蛋白、前白蛋白、转铁蛋白、血红蛋白等。

③蛋白质分解代谢率和蛋白质摄入率。

注意：感觉良好不一定代表透析很充分。当主观感觉良好时并不代表患者的相关检查结果良好，往往很多时候存在电解质紊乱、贫血、钙磷代谢紊乱等异常情况，患者会出现耐受的情况，一旦疏忽很容易引起严重的并发症。

### 4. 做腹膜透析充分性检测需要怎么留取标本？ 多长时间做一次检测？

充分性检测标本留取步骤如下：

（1）留取 24 小时透出液标本和 24 小时小便标本：

①24 小时透出液标本留取方法：收集 24 小时所有的透出液，测量超滤总量并记录，将透出液全部倒入一个桶内充分混匀，取 10 mL 混匀的透出液作为标本置于清洁干燥的容器内送检验科化验。

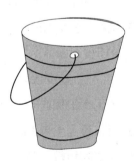

②取标本前一天 12 点排空膀胱后开始留取尿标本，直到第二日 12 点，将 24 小时内所有排出的尿液放入一个容器中收集，记录 24

小时总尿量，将尿液充分混匀，取 10 mL 混匀的尿液作为标本置于清洁干燥的容器内送检验科化验。

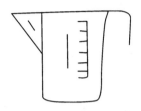

（2）空腹化验肾功能。

（3）根据 24 小时透出液、24 小时尿和血标本的结果计算腹膜透析的充分性。

由于腹膜透析充分性会受原发病进展、并发症、残存肾功能、腹膜功能等诸多因素影响而变化，所以需要定期进行检测。依据评估结果调整腹膜透析方式和处方，是提高患者生活质量的重要措施。一般建议每 6 个月测定 1 次，发生腹膜炎后 1 个月也需重新检测。

### 5. 血肌酐升高了是否说明透析不充分？

血肌酐升高不能说明透析不充分。腹膜透析后大部分患者血肌酐有下降，个别患者下降后又上升，常见于以下原因：

（1）腹膜透析后病情好转，食欲好，进食多，肌肉体积增加，肌酐生成会增多。

（2）腹膜透析后进食蛋白质多，蛋白质的代谢产物是肌酐，肌酐水平有所上升。

（3）其他因素：如过度劳累、感染、滥用药物等都会造成肌酐水平升高。

### 6. 应该如何提高透析充分性？ 在日常治疗中应该注意什么？

保护残余肾功能：腹膜透析可能对残余肾功能的损害小于血液透

析，但随着腹膜透析时间的延长，残余肾功能会逐渐下降。残余肾功能对大、中分子毒素的清除以及残余肾功能的内分泌功能是透析无法代替的，故对于有残余肾功能的患者不宜过度超滤，不能用有肾毒性的药物。

（1）治疗原发病：积极控制原发疾病，如高血压、糖尿病、红斑狼疮等。

（2）合理的透析处方：从开始腹膜透析后就进行渐进递增式的腹膜透析。根据临床症状、残存肾功能、腹膜转运特性、充分性监测的结果来调整透析剂量、透析频率、留腹的时间及容量。

（3）重视腹膜的转运特性：腹膜透析患者在初次透析后2~4周做基础的平衡试验，随着透析方式的规律化，需每3月行平衡试验一次，根据平衡实验结果确定个体化透析处方或调整透析剂量，以达到最佳透析效果。

（4）充分的容量控制：在严格控制水钠摄入的基础上，适度超滤，控制好容量负荷，防止心衰和高血压等心血管并发症的发生。

（5）增加小分子溶质的清除

①增加透析总剂量：通过增加交换次数以增加透析剂量。

②增加透析液容量：腹膜透析液容量增加时，与腹膜的接触面积增大，有助于溶质交换，是增加溶质清除的有效方法，有助于患者达到充分透析。应注意的是透析容量增加时，葡萄糖的吸收总量增加，糖尿病及冠心病患者应注意血糖和容量负荷的变化。此外，透析液容量增加时，腹内压增加，腹部疝发生的危险性增加。

为保证透析的效果，在日常治疗中应该注意：

（1）保证换液次数。有些患者可能会觉得麻烦或临时有事就会不经医生同意就减少换液次数，也许在短时期内并不会觉得有什么不舒服，但经常如此就会出现透析不充分了。

（2）定期随访，保证治疗效果。每个月回院复查1次，这样医生才能根据实际情况进行相应的检查，评估治疗是不是充分，制定出最适合的治疗处方。

# 二、关于超滤有哪些值得关注的问题?

### 1. 什么是超滤?

超滤是腹膜透析清除体内多余水分的主要机制，也是透析治疗的主要目的之一。它主要是利用腹膜透析液中的葡萄糖作为渗透剂，使水分在压力差作用下从腹膜的一侧（血管内侧）移动到另一侧（腹膜腔侧）。简单来说超滤就是以每次透析交换周期的腹腔引流量减去灌注量；引流量比灌入量多出来的部分就叫作"超滤量"。如果引流量少于灌入量，就是负超滤。

### 2. 怎么计算超滤量?

（1）透析前将一袋完整的透析液（包含外包装袋）放在称上称量，此时为透前重量。换液结束后，将整个透析系统（包括夹管路的蓝夹子）放在称上称量，此时为透后重量，外包装的重量约等于蓝夹子的重量。

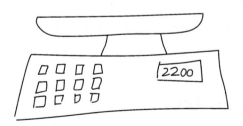

（2）超滤量＝透后重量－透前重量。

（3）一天的超滤总量是每袋的超滤量之和。

### 3. 影响超滤的因素有哪些?

（1）透析液的浓度和透析量：临床上使用最广泛的是葡萄糖腹膜透析液。葡萄糖腹膜透析液浓度分为 1.5%、2.5%、4.25% 三种，高浓度腹膜透析液产生的超滤效果好，透析剂量与超滤效果成正比。

（2）透析液留置时间：在透析刚开始时产生的超滤率最大，以后随着透析液内葡萄糖不断经腹膜吸收，超滤率也逐渐下降。临床上，针对水肿、心衰需脱水的患者除了选用高浓度透析液，也可以缩短腹膜透析液的留腹时间，采用多次交换的方式，以尽快除去多余的水分。临床工作中常常采用 APD 治疗，省时省力有效果。

（3）超滤的个体差异：不同患者尽管采用相同的透析液浓度及相同的透析方式，超滤量仍存在差异。

①腹膜的通透性：某些生理和病理状态下，可以影响腹膜的通透性。

②有效透析面积：由于腹部手术而引起腹膜广泛粘连，或硬化性腹膜炎可以导致腹膜有效透析面积下降而影响超滤。

③腹膜转运功能：对于高转运患者，由于腹膜对葡萄糖的吸收快，透析液中葡萄糖的浓度下降快，所以超滤能力差；低转运患者，透析液中葡萄糖浓度下降慢，则超滤脱水量增加。

④血浆白蛋白浓度：白蛋白的浓度影响腹膜血液胶体渗透压，从而影响超滤。低白蛋白血症的患者，血浆胶体渗透压低，腹膜的超滤率增加。

### 4. 超滤是否越多越好?

超滤不是越多越好，这需要根据患者的具体情况决定。

（1）如果腹膜透析超滤过多，尿量就会相对减少。

（2）患者腹膜透析超滤过多，随之丢失的蛋白质也会增多，是导致营养不良的原因之一。

（3）当出现水钠潴留的表现如水肿明显、心衰、尿量减少等情况，适当应用高浓度透析液来增加超滤，改善症状。

### 5. 常见超滤少或没有超滤的原因及解决方法有哪些?

（1）尿量好，超滤少：这是我们最愿意见到的一种状态，在保证体液平衡的状态下不予特殊处理。

（2）腹膜转运类型：腹膜转运类型是高转运的患者，由于腹膜对葡萄糖的平衡作用快，对肌酐清除力强，但超滤能力差，所以需要通过定期的平衡实验了解腹膜的类型，根据腹膜类型调整腹膜透析治疗处方。

（3）腹膜透析液留腹时间过长：适当缩短腹膜透析液留腹的时间。

（4）透析管路堵塞或移位：表现为腹腔内的液体排出不畅，可适当调整体位，下床活动，保持大便通畅，必要时行腹部平片检查，如果导管移位需要进行导管复位。

### 6. 每天出量多少合适? 出水量不足或过多会带来哪些问题? 怎么处理这些问题?

对于病情稳定的患者来说，每天保证超滤量加尿量在 1 000 ~ 1 500 mL且不出现肢体水肿为宜。如果每天尿量在 1 000 mL 左右，则每日的超滤量在 500 mL 左右即可；如每日尿量在 300 mL 左右，则每日超滤量需要 1 200 mL 左右；如患者无尿，则每日的超滤量需要 1 500 mL左右。患者出现水肿明显、心衰等情况，需要增加超滤量改善症状。

出水量不足是指每日的尿量加超滤量没有达标，也就是说体内的液体太多。体内液体过多可能会出现以下情况：

（1）体重的变化：每日称量体重，多余的液体留在体内会出现体重增加。

（2）血压的变化：每日监测血压，体内液体增多，相应血管内液体也会增多，血压升高。

（3）水肿：出现眼睑水肿、下肢水肿等。

（4）其他表现：胸闷、气短、呼吸困难等。

（5）更多的时候，过多的液体在患者体内缓慢积聚并不一定出现高血压、水肿等表现，而仅仅表现为体重增高、食欲差等。

出水量不足应：

（1）严格限制饮水量，限制含较多水分的食物，如粥、汤等。

（2）适当缩短透析液留腹时间。

（3）严格限制盐的摄入：建议盐的摄入不超过 6 g，合并水肿、高血压的患者盐的摄入应每日小于 3 g。

（4）及时咨询医生，检测电解质及相关生化指标，调整透析及药物治疗方案。医护人员评估患者体内的液体负荷状态，必要时使用高浓度的透析液。

当出汗太多、呕吐或腹泻等，会比平时失去更多液体而脱水，表现为头晕、乏力、低血压、体重下降等。

出水量过多应：

（1）改用低浓度的透析液以减少超滤。

（2）适当延长透析液留腹时间。

（3）注意饮食调节，多吃蔬果，适当喝水，适当放宽对盐摄入量的限制。

（4）及时咨询医生，检测电解质及相关生化指标，调整透析及药物治疗方案。

# 三、关于腹膜平衡实验，有哪些要注意的问题？

## 1. 腹膜平衡实验是什么？ 为什么要做腹膜平衡实验？ 怎么做？ 多长时间做一次？

腹膜平衡试验是国际上普遍用来确定腹膜溶质（比如尿素、肌酐等）转运特性的一种方法，通过这个试验可以知道腹膜对溶质和水分的清除能力。通常可以根据测得的结果将腹膜的溶质转运特性分为四类：高转运、高平均转运、低平均转运和低转运。

腹膜平衡试验是判断腹膜转运功能的标准技术，腹膜平衡实验的结果能够提供腹膜清除和超滤功能信息，用以指导选择最佳的腹膜透析方式。动态监测腹膜转运特性的变化，还可以了解长期腹膜透析过程中透析效果或者超滤量发生变化的原因，以此作为指导透析处方调整的依据之一。

标本采集具体过程如下：

（1）前夜常规保留腹膜透析液 8 ~ 12 小时。

（2）准备浓度为 2.5% 的腹膜透析液 2 000 mL，加温至 37℃。

（3）患者取坐位，在 20 分钟内引流出前夜保留 8 ~ 12 小时的透析液，测定其引流量。

（4）患者取仰卧位，将浓度为 2.5% 的腹膜透析液 2 000 mL 以 200 mL/分钟的速度灌入腹腔内，记录灌入完毕的时间，并以此定为 0 小时。每灌入透析液 400 mL，嘱患者左右翻身，变换体位。

（5）在透析液腹腔保留 0 小时和 2 小时，收集透析液标本：从腹腔内引流出 200 mL 透析液，摇动 2 ~ 3 次；消毒加药口；用注射器再抽出 10 mL 透析液，测定肌酐和葡萄糖浓度，将剩余的 190 mL 透析液灌回腹腔；留存标本并做标记。

（6）透析液在腹腔保留 2 小时，同时抽取血标本，测定血糖和肾功能。

（7）腹腔保留4小时后，患者取坐位，在20分钟内将腹腔内透析液全部引流出来。

（8）摇动腹膜透析袋2～3次，抽出透析液10 mL，测定葡萄糖浓度和肾功能。

（9）测定引流量。

（10）将标本送检，根据检验结果计算患者的腹膜转运类型，根据结果调整腹膜透析方案。

由于个体差异，每个人的腹膜特性都不同，即使是同一患者，随着透析时间的推移及透析过程中事件发生，腹膜的转运特性也可能发生变化，所以需要定期做平衡试验。

（1）基础的腹膜平衡实验测定应在透析开始后2～4周进行。

（2）腹膜透析置管术后，每6个月测定1次。

（3）腹膜炎痊愈后1个月需测定1次。

（4）临床出现超滤改变时需要测定1次。

### 2. 平衡试验结果与透析方式之间有什么关系？

平衡试验结果可评价患者腹膜对溶质和水的清除能力，据此选择腹膜透析方式。

（1）对于高转运患者，由于腹膜对葡萄糖的平衡作用快，对肌酐清除力强，但超滤能力差，故适合短时透析，需要适当地缩短留腹时间、增加液体交换频率和增大总透析剂量。

（2）高平均转运的患者，因腹膜对肌酐的清除及脱水作用适中，故适合做标准的持续性不卧床腹膜透析，其透析量可根据体表面积及残余肾功能情况做适当调整。

（3）低平均转运患者，腹膜平衡作用慢，初期可行标准的持续性不卧床腹膜透析，当残余肾功能丧失时，宜行大剂量透析方式。

（4）低转运患者，腹膜透析超滤良好，但腹膜对尿毒症毒素的清除能力差，故宜行大剂量透析方式。

### 3. 高转运和低转运的患者分别需要注意什么问题？

高转运的患者透析需要注意：

（1）身体内水的潴留。

（2）容量的控制。

（3）提高超滤功能。

低转运的患者透析需要注意：

（1）逐渐增加透析剂量。

（2）保证毒素的充分清除。

### 4. 临床制定腹膜透析方案以什么作为依据？

一般来说，医生在制定腹膜透析方案时，主要根据患者的体表面积、总体身体状况、临床症状、饮食生活习惯、药物使用情况、原发病情况、残存肾功能、尿素清除指数、每周肌酐清除率和腹膜转运特性来制定达到充分透析的最佳治疗方案，并依据以上指标的变化对方案进行及时调整。

## 四、为什么要保护腹膜功能？哪些原因会对其产生影响？怎么保护？

### 1. 为什么要保护腹膜功能？

因为腹膜透析的原理是利用腹膜的半透膜特性，通过弥散和对流的原理，将废液排出体外，以清除体内潴留的代谢产物、纠正电解质和酸碱失衡、清除过多水分的肾脏替代治疗方法。腹膜功能一旦受损将会影响毒素和水分的清除。

## 2. 哪些原因会影响腹膜功能？

（1）腹膜炎。

（2）外科手术。

（3）长期使用高浓度的腹膜透析液刺激腹膜。

（4）使用生物相容性不好的腹膜透析液。

（5）随着腹膜透析龄的不断延长，患者的腹膜功能逐渐减退。

## 3. 怎样保护腹膜功能？

（1）避免腹膜炎的发生。

（2）遵医嘱使用浓度正确的透析液，避免过度超滤刺激腹膜。

（3）使用生物相容性好的透析液。

（周雪丽）

第七章

# 自动化腹膜透析

## 一、什么是自动化腹膜透析？适合哪些人做？有什么优点？

### 1. 自动化腹膜透析是什么意思？

自动化腹膜透析（APD）就是利用腹膜透析机自动换液的一种透析治疗方式。它可以根据医生的处方，由电脑控制，自动持续地进行各种方式的腹膜透析，监测并记录进出量、保留时间、引流时间及透析液的温度，从而达到满意的治疗效果。

### 2. 哪些人适合 APD？ 哪些人需要采用 APD？ 哪些人不能采用 APD？

APD 适用于有需要的患者，对白天需要工作或者上学、大体型或者小体型患者、高转运或者高平均转运的患者（转运是根据患者平衡试验结果所得）和无尿患者、少儿患者，其中幼儿、新生儿、需要帮助的老年患者为优选治疗（图 7-1）。

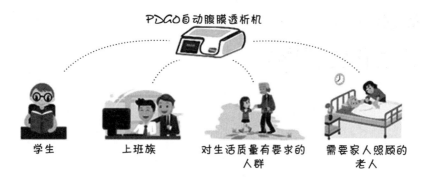

图 7-1　APD 适宜人群

需要采用 APD 的人群：

（1）常规腹膜透析无法获得充分的超滤量和溶质清除率的患者，也就说体内毒素清除不好，腹膜透析液透出来没有超滤或者负超滤加上无尿的患者比较适合。

（2）经济条件允许的患者，不能耐受过高的腹腔内压力的患者。

（3）急性药物和毒物中毒，尤其是有血液透析禁忌证或者无条件行血液透析的患者、充血性心力衰竭者、急性胰腺炎患者等应考虑采取 APD 治疗。

（4）新置管术后，需要马上透析的患者，也宜采用 APD 小剂量潮式腹膜透析，以利于术后伤口恢复。

不能采用 APD 的人群：

慢性持续性或反复发作腹膜炎，腹膜广泛纤维化、粘连，腹腔内肿瘤广泛腹膜转移，难以纠正的机械性问题（比如外科难以修补的疝、脐突出等），有精神障碍或者不能自理且无合适照顾者的患者。

### 3. 和手工腹膜透析相比，APD 有哪些优缺点？

优点：

（1）透析效果更好：因为 APD 更均衡，每次的灌注量、停留时间、引流时间、引流量及透析液的温度较为稳定；APD 治疗在平卧位进行，腹腔压力较低，可以减少与腹腔高压相关的并发症，比如疝、透析液渗漏、腰疼。

（2）更好的生活品质：夜间睡觉时腹膜透析，白天留腹或 1 次换液，可以如常人般上班、上学，白天不占用家庭成员的照料时间，日间占用时间少，享有良好的生活品质。

（3）减少手工操作，更安全：每天 3~5 次的换液操作全部由机器完成，减少误操作的机会，降低发生感染的可能性，不需手工加热腹膜透析液，安全性更高，自动将废液称重、上传信息，不需手工记录，省时、省力，避免记录差错。

（4）互联网＋远程管理：安心居家治疗。治疗结束后，数据自动上传，医生、护士对治疗情况一目了然；连接蓝牙体重秤、蓝牙血压计，更加方便（图 7 - 2）。

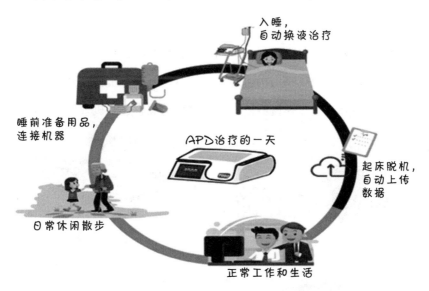

图 7 - 2　自动腹膜透析机的居家治疗

缺点：需自费购买自动腹膜透析机，价格比较昂贵。

## 二、怎么选择、维护自动腹膜透析机和排除故障？

### 1. 自动腹膜透析机的主要构成和功能是什么？ 目前国内有哪几种？ 怎么选择？

自动腹膜透析机的主要构成是：透析液的供给系统和自动控制检测报警装置两大部分，两者相辅相成，构成完整的腹膜透析机。它采取了封闭式管道结构，保证透析液进入腹腔整个过程中的严格无菌。

自动腹膜透析机最基本的功能是：能控制腹膜透析液自动进出腹腔。

目前国内常见的有四种：

（1）东泽（PDGO）自动腹膜透析机：重力型自动腹膜透析机（图7-3）。

（2）杰瑞自动腹膜透析机：动力型自动腹膜透析机（图7-4）。

（3）百特自动腹膜透析机：动力型自动腹膜透析机（图7-5）。

（4）韦睿自动腹膜透析机：动力型自动腹膜透析机（图7-6）。

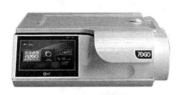

图7-3　东泽自动腹膜透析机

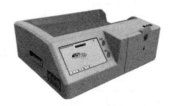

图7-4　杰瑞自动腹膜透析机

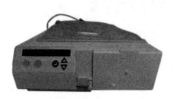

图7-5　百特自动腹膜透析机

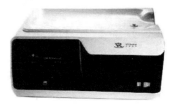

图7-6　韦睿自动腹膜透析机

根据自己经济条件或者自我需求选择腹膜透析机。

注：只有百特自动腹膜透析机是进口的，其余都是国产的。

### 2. 自动腹膜透析机需要专门的配套管路和透析液吗？

是的，每种腹膜透析机的配套管路和透析液不一样，是根据机器本身结构来配套的。国产机可以用 2 000 mL 透析液和 5 000 mL 透析液，满足临床不同需求；进口百特自动腹膜透析机需用百特腹膜透析液。东泽自动腹膜透析机可避免逆行感染，符合感染控制要求，是目前国内唯一全密闭无菌自动腹膜透析管路系统（图 7 - 7）。腹膜透析机的区别见图 7 - 8。

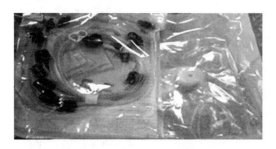

图 7 - 7 东泽自动腹膜透析机管路和引流袋

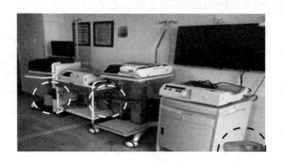

图 7 - 8 腹膜透析机的区别

### 3. 自动腹膜透析机该怎么保养和维护？ （视频 7 - 1）

（1）保养：

①清洁前请一定关闭设备电源开关，拔下电源线！

②用柔软的无绒干毛巾定期清洁设备的外部，擦去设备外部的灰尘。如有污渍难以清洁，可以用拧干不滴水的无绒毛巾清洁设备外部。

扫描二维码，可观看视频

视频 7 -1

③不要使用尖锐的清洁工具、硬毛刷、钢丝球等清洁器具。

④禁止用户自行拆开设备进行内部清洁。

⑤禁止使用任何易燃物品、双氧水或者其他杀菌剂、含酒精的液体清洁设备的外部或内部，否则可能导致火灾或触电。

（2）维护：

①请关闭设备电源开关，拔下电源线。

②请用布覆盖设备以防尘。

③将设备放在通风、干燥、清洁的地方。

④请不要让设备被雨淋或被阳光直晒。

⑤请不要在上下位秤盘上放置重物。

### 4. 自动腹膜透析机出故障了怎么办？（视频 7 -2）

（1）自检或者治疗过程中：温控系统异常，温度值超高；平衡系统异常，称重传感器故障；动力组件异常，电磁阀故障；报警组件异常。显示器显示以上异常，请暂时停止使用设备，并联系售后服务人员。

扫描二维码，可观看视频

视频 7 -2

（2）液体管路操作：未将加热袋放在托盘上或者提前将加热袋放在托盘上。处理：将加热袋放在托盘上，点击"确认"继续。

（3）引流不畅。处理：检查引流管路是否扭曲弯折，检查管道夹是否打开，尝试改变体位点继续引流，如果反复尝试仍引流不畅，请联系你的腹膜透析机的售后工程师。

（4）灌注（液体进入）不畅。处理：检查灌注管路是否扭曲弯折，管道夹是否打开，尝试改变体位点继续灌注，如果排除管路问题反复尝试仍灌注不畅，请联系你的腹膜透析机的售后工程师。

（5）补液不畅。检查补液管路是否扭曲弯折，是否打开相应管夹，是否折断全部可拆柄阀门，如果排除管路问题仍补液不畅，请联系你的腹膜透析机的售后工程师。

每种自动腹膜透析机可能故障报警不同，以上是指一般情况下机器会出现的故障，凡不明原因请联系腹膜透析机的售后工程师，不要自己修理，若等待时间长，请改为手工透析，避免耽误治疗。

# 三、自动腹膜透析机如何操作？

### 1. 自动化腹膜透析操作前需要做哪些准备？

（1）环境准备：保持环境清洁、干燥，关闭门窗、电扇或者空调，紫外线消毒房间30分钟。

（2）用物准备：腹膜透析液、碘伏帽、2个蓝夹子（PDGO腹膜透析机需根据补液情况选择几个）、电子秤和输液架（PDGO腹膜透析机不需要，机器构架自带液体架及液体秤）、腹膜透析记录本（数据传入云端也需要记录）、免洗手消毒液。

（3）个人准备：严格按照七步洗手法清洁双手，佩戴口罩（若是家属操作病员和家属都需要戴口罩）。

### 2. 百特自动腹膜透析机的操作程序是怎样的？ 出现报警的原因有哪些？ 怎么处理？

（1）准备：

①将透析机放在与患者同等高度位置（患者自己操作前先躺在

床上调整机器位置）。

　　②备齐透析液、卡闸式管路、引流桶、碘伏帽、口罩。

　　③检查透析液（过期、变质、有絮状物均勿用）。

　　④放置透析液在加温槽上，透析液需盖过温度感测钮。

　　（2）连接：

　　①连接电源，打开开关。

　　②按"绿色"键开始执行，机器显示"安装管路"。

　　③关闭所有管路管夹。

　　④打开卡闸门，装置管路。

　　⑤用红色管夹连接加热的透析液，白色管夹连接补充透析液袋。如果最末袋透析液为不同浓度，请用蓝色管夹连接。

　　⑥将管组架上最左端白色管夹连接患者。

　　⑦将引流管末端妥善固定在引流桶内。

　　⑧打开所有连接透析液的管夹。

　　（3）排气：

　　①机器面板显示"排气"时，开始自动排气。

　　②排气完成时，机器显示"连接你自己"，确认连接到患者的管路已充满透析液。

　　（4）治疗：

　　①按七步洗手法去洗手，戴口罩（患者自己操作或者家属操作都需要戴口罩、洗手）。

　　②取下管组中连接患者的管路，与短管连接。

　　③遵医嘱设定治疗处方：总治疗时间、灌入量、留腹时间。

　　④打开短管开关，按"开始"键，治疗开始。

　　（5）完成：

　　①机器显示"治疗完成"时，记录各项检测指标。

　　②按"开始"键，依指示关闭所有管夹和患者身上短管。

③洗手后分离管组与患者，安装新的碘伏帽。

④取出卡闸式管组，关闭机器。

⑤整理患者短管与用品。

操作总结：准备→连接→排气→治疗→治疗完成。

百特自动腹膜透析机出现报警的原因及处理方法如下：

（1）管路扭曲、纤维蛋白堵塞、管夹未开或连接的透析液已空。处理：

①检查加温袋管路。

②检查患者端管路。

③检查补充带管路，纠正上述问题后无需按任何键机器会自动进行治疗。

（2）检查透析液袋，单一或多条管路未打开，或是透析液袋已空。处理：

①按红色键消音。

②检查所有管路和透析液袋有无扭曲、管夹未打开、纤维蛋白堵塞、透析液袋已空。

③矫正发现的问题。

④按绿色键恢复运作，继续治疗。

（3）您所设定的治疗参数不适当，未设定治疗处方。处理：

①检查治疗时间。

②检查总脱水量。

③检查透析总治疗量，检查之后按红色键消音，改数值。

（4）1次周期的引流量小于您所设定的最小引流量的百分比（或0周期引流量不足）处理：按红色消音键，改变您的姿势或检查其位置是否过高、过低，移动管组确定引流通畅，或许可以再引流出更多的透析液，按绿色键恢复动作，继续治疗。

### 3. PDGO 自动腹膜透析机的操作程序是怎样的？ 出现报警的原因有哪些？ 怎么处理？

（1）洗净双手，戴口罩、准备所需液体、碘伏帽、蓝夹子、无菌纱布、纸胶布、专用管路、专用废液袋、速干手消毒液、自动腹膜透析机一台。

（2）插上设备电源插头，打开电源，点击启动，机器进入自检序。

（3）自检完毕长按透析处方按钮，根据医嘱进行治疗处方设置，点击"确认"。

（4）打开补充腹膜透析液袋外包装，挤压液袋，对光检查，用蓝夹子（止血钳）夹闭所有腹膜透析液袋的废液端管路。无误后放置于加热托盘内进行预热，用止血钳夹闭废液袋管路。

（5）根据显示屏文字提示将补充液袋（未加热腹膜透析液）悬挂至点滴杆上；放置加热腹膜透析液袋在机器上方的灌注液称重托盘上。进入预热页面，点击"结束预热"。

（6）检查并拆开管路包装，夹闭管路补液端的五个支管及引流端管路废液端取样口的管夹。检查并拆开废液袋包装，将盖口与管路的引流管废液端口连接。

（7）放置废液袋在机器下方的引流液称重托盘上。根据显示屏提示安装管路，插入管路卡匣，自上而下连接管路与腹膜透析液袋：

①补液端支管与补液袋，完成一个支路后打开该支路的管夹。

②加热端与加热袋。

③悬挂小预充袋。

（8）根据显示屏提示折断腹膜透析液袋的阻水阀，并确保腹膜透析液入液管通畅。

（9）根据提示点击进入预充界面：

预充方式1（推荐方式）：采取手动预充，手动预充需两步操作：

第一步：夹闭废液端管夹（红色），长按"手动预充"，观察人体端管路无气泡后，打开废液端管夹。

第二步：夹闭人体端管夹（白色），长按"手动预充"，观察废液端管路无气泡后，完成预充。

预充方式2：直接点击"自动预充"，待设备显示自动预充完成。

（10）根据提示点击进入连接人体端管路界面：

①取出患者腹膜透析短管，检查导管固定情况。

②关闭预充袋管夹并取下预充袋，取下短管碘伏帽，迅速连接腹膜透析短管。

③使用无菌纱布，将短管与人体端管路连接处包裹保护，用胶布固定，旋拧开腹膜透析短管开关。

（11）点击治疗按钮开始治疗，再次核对。

（12）治疗结束：根据提示进入下机操作。检查碘伏帽，撕开碘伏帽的外包装，检查帽内海绵是否浸润碘伏液。关闭所有管夹，关闭短管开关，分离短管与人体端管路，盖上碘伏帽。

操作总结（部分见图7-9）：点击启动→机器自检→处方设置（视频7-3）→放加热袋（视频7-4）→结束预热（视频7-5）→管路安装（视频7-6）→管路连接→预冲管路（视频7-7）→治疗前配置→连接人体（视频7-8）→完成治疗（视频7-9）→分离管路→取出管路→数据传输→关闭电源。

扫描二维码，可观看视频

视频7-3

扫描二维码，可观看视频

视频7-4

扫描二维码，可观看视频

视频 7 -5

扫描二维码，可观看视频

视频 7 -6

扫描二维码，可观看视频

视频 7 -7

扫描二维码，可观看视频

视频 7 -8

扫描二维码，可观看视频

视频 7 -9

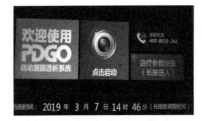

点击启动

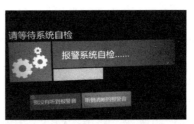

自检开始

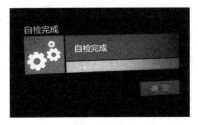

自检完成

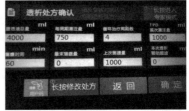

查对处方

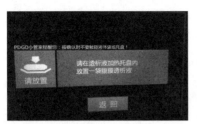

液体加热

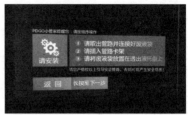

连接管路

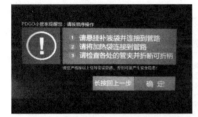

连接液体

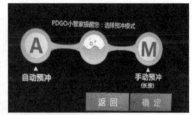

预冲管路

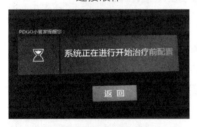

治疗前配置

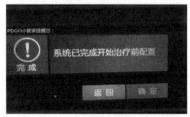

配置完成

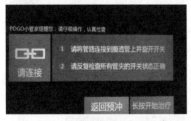

连接人体

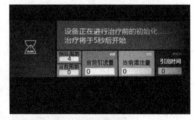

治疗开始

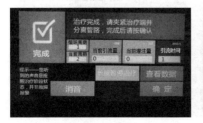

完成治疗

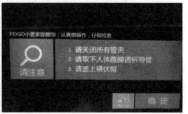

分离管道

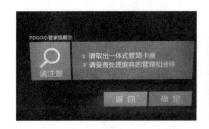
取出管路

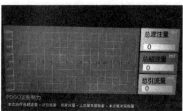
数据传送

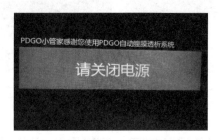
关闭电源

图 7 - 9　自动化腹膜透析机的操作

PDGO 自动化腹膜透析机出现报警的原因及处理方法如下：

（1）自检不通过：

①动力系统（补液、灌注、引流）硬件坏了：请联系工程师。

②平衡系统（透析液、废液）上下位秤没有清空：请清空。

③温控系统（加热、控制）自检前长时间通电：停电。

（2）引流不畅（图 7 - 10）：

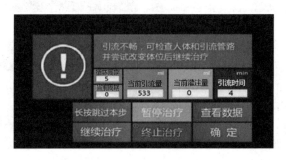

图 7 - 10　引流不畅报警界面

①检查管路有无扭曲打折。

②蓝夹子及短管是否打开。

③管路是否有空气。

④变动体位。

⑤机器设置数据 50% ~ 75% 。

⑥卡夹管路是否交叉及高度是否合适。

⑦腹腔（漂管、网膜包裹、纤维蛋白、便秘）。

（3）透液重量不足：没有按照提示放置，提前放置腹膜透析液→清空托盘，重新启动，再次放置。

（4）超过灌注警戒量：防止注入过量液体而不适，机器可设定安全量 3 000 mL 以防止意外发生。如上次灌注 2 500 mL 而只引流出 500 mL，灌注量达到 1 000 mL 的时候机器报警→强行跳过窗口，进入留置状态。

（5）补液不畅：

①腹膜透析液绿色喉头有无折断。

②尝试用力挤压补液袋。

③检查补液管夹是否打开。

④确认无补充液可以长按跳过补液。

（6）腹膜透析液过热：

①腹膜透析液温度超过 41℃，机器会停止当前工作，进入保护性暂停状态，防止高温导致不适（图 7 - 11）。

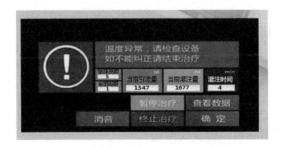

图 7 - 11　温度异常报警界面

②一般等待文字提示消失，自动恢复正常。

（7）灌入不畅：

①用力按压加热袋中的腹膜透析液。

②托盘下方的弹簧线打折受压。

③其他处理同引流不畅。

（8）废液袋超重：

①废液袋的容量为 13 500 mL。

②当引流量达到 12 500 mL 时会出现这种界面。

③倒废液后，可以继续运作。

（9）意外中断：

①意外中断是为意外断电设计的。

②当电源接触不良时，会停止运作，在 2 小时内通电，机器会重新开始治疗或者继续上次未完成的治疗。

### 4. 自动化腹膜透析治疗过程中停电了怎么办？

治疗中停电，不要惊慌，因为停电在 30 分钟内恢复，机器将自动重新开始治疗，百特自动腹膜透析机不用按任何键即可恢复治疗，若是国产腹膜透析机需要按"继续治疗"。如果在 30 分钟至 2 小时内停电恢复，百特自动腹膜透析机和国产机器都会报警，均需要按"继续治疗"。若停电超过 2 小时则需要结束治疗，必要时改为手工透析。

### 5. 自动化腹膜透析治疗完成后还有哪些工作要做？

观察腹膜透析液颜色，做好记录，整理物品（收拾废液、收拾已用管路、清洁腹膜透析机）。

### 6. 配套管路可以重复使用吗？

肯定不能重复使用哦！管路要连接腹膜透析短管，应该同碘伏帽一样，一用一丢，切勿反复使用。

# 四、怎样选择和调整自动化腹膜透析 治疗模式？

## 1. 自动化腹膜透析有哪些治疗模式？ 怎么选择合适的治疗模式？ 可以自己调整模式吗？

（1）自动化腹膜透析常用的模式如下（图7-12）：

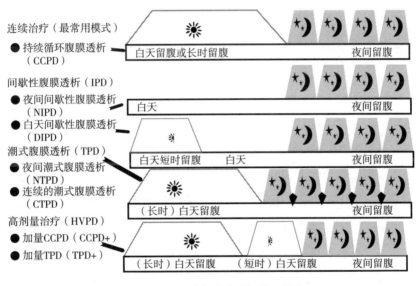

图7-12　自动化腹膜透析常用模式

①持续循环腹膜透析：最早于1981年由Diaz-Buxo等提出，是自动化腹膜透析最常用的模式。

②间歇性腹膜透析：为非持续性，部分时间存在干腹的自动化腹膜透析模式。

③夜间间歇性腹膜透析：是夜间进行的一种间歇性腹膜透析模式，也等同于白天干腹的持续循环腹膜透析。

④潮式腹膜透析：是一种结合间歇性和持续流动的 APD 模式。

⑤持续性流动性腹膜透析（CFPD）：CFPD 使用两根腹膜透析管或一根双腔导管置入腹腔，透析液从一根导管持续注入，夹闭流出管，当腹腔内透析液达到要求的容量后，开放流出管，控制腹膜透析液的注入和流出液流速平衡。

各种透析模式均有不同的适应人群：

（1）长期治疗（少数）：选择持续循环腹膜透析或者夜间间歇性腹膜透析，适用于追求生活质量、体型大、学习或者工作需求。

（2）短期或者临时治疗（多数）：选择间歇性腹膜透析，适用于急诊透析、新患者适应期、水负荷过多、透析充分性差时，还有多脏器衰竭等重症患者。

自动化腹膜透析治疗模式不可以自行调整，需遵医嘱执行。如有特殊情况需要调整，需报告医生，在医生指导下进行调整。每种模式治疗适应人群不同，例如：

（1）持续循环腹膜透析：透析效果类似持续性不卧床腹膜透析。主要适用于需要他人帮助的腹膜透析患者，如儿童、盲人、老人或白天须进行工作的患者，做持续性不卧床腹膜透析后反复发作腹膜炎、持续性不卧床腹膜透析溶质清除效果不好、不能耐受过高腹腔压力的患者，以及追求高生活质量的患者。

（2）夜间间歇性腹膜透析：也是利用自动化腹膜透析机在夜间进行，适用于做持续性不卧床腹膜透析时腹内压增高，出现疝气、腰背痛、腹膜透析管口周渗漏，以及腹膜为高转运状态的患者。该模式对大分子、中分子毒素清除效果差。

（3）潮式腹膜透析：对于进入和引流腹膜透析液感到疼痛及导管引流不畅的患者，首选潮式腹膜透析。

## 2. 治疗过程中可以更改模式或处方设置吗?

可以更改模式。常规治疗模式下持续循环腹膜透析或者间歇性腹膜透析可在治疗过程中直接修改为潮式腹膜透析，而处方需在医生指导下更改，调整与设定需满足患者透析充分的需求。

（刘　霞）

# 第八章

# 腹膜透析患者的常用药物

## 一、促红细胞生成素有哪些作用和使用注意事项？

### 1. 促红细胞生成素有什么作用？

促红细胞生成素是主要由肾脏分泌产生的一种促进血液红细胞生成的激素类物质，其主要功能就是刺激骨髓产生红细胞。而红细胞是人体血液的主体成分之一；如果体内的红细胞产生不足，身体就会感觉疲劳，出现头晕、乏力、面色苍白等贫血症状，严重者还会出现呼吸困难、心累、出血等症状。

当我们的肾脏功能出现问题时，由肾脏分泌的促红细胞生成素会减少，不能满足身体的需要，从而引发肾性贫血，因此需要额外补充促红细胞生成素。

### 2. 选择什么部位注射促红细胞生成素？ 能自己注射吗？

注射促红细胞生成素可以选择上臂侧面及稍向后面、大腿前侧及外侧、腹部和臀部（图8-1）。经常注射者，要尽量避免在同一部位反复注射，不同部位要轮流注射，选择腹壁皮下注射促红细胞生成素时注意要避开腹膜透析置管侧。

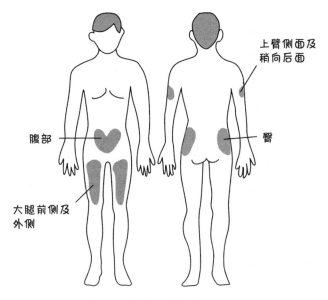

上臂侧面及
稍向后面

腹部

臀

大腿前侧及
外侧

图 8-1  促红细胞生成素注射部位

慢性肾脏功能衰竭的患者，需要长期注射促红细胞生成素，如果往返医院不方便，会给自己及家人的生活带来不便。腹膜透析患者在医护人员的指导下学会正确的注射方法，可以在家自行注射促红细胞生成素。

促红细胞生成素可以采用静脉注射法和皮下注射法，后者优于前者，皮下注射法可以使药物在身体内维持的时间更长，吸收更好。患者在家建议选择皮下注射法，因为相对于静脉注射操作更简便。

促红细胞生成素皮下注射方法如下：

（1）准备物品：一个 1 mL 注射器、安尔碘、5 支无菌棉签、1 支促红细胞生成素注射液。

（2）洗手。

（3）取掉促红细胞生成素注射液的塑料盖，露出橡皮帽，用一支沾湿了安尔碘的棉签擦净橡皮帽。

（4）用第二支蘸湿了安尔碘的棉签擦拭注射部位皮肤，注意擦拭范围直径大于5 cm。

（5）打开注射器外包装，抽入空气。

（6）用第三支蘸湿了安尔碘的棉签第二次擦净促红细胞生成素的橡皮帽。

（7）用第四支蘸湿了安尔碘的棉签第二次擦拭注射部位皮肤。

（8）取掉针帽，将针头插入促红细胞生成素的橡皮帽，将空气注入瓶内，将瓶倒转（务必使针头位于液面以下），拖动注射器活塞，将药液抽吸干净，用手指轻轻敲击注射器使注射器内的气泡升到顶部，并推动活塞排出气泡，拔出针头。

（9）一只手绷紧注射部位皮肤，一只手捏住注射器并固定好针头，将针头斜面向上，和皮肤呈30°～40°，过瘦者可捏起注射部位皮肤，快速将针头的1/2或2/3刺入皮下。

（10）松开绷紧皮肤的手，向外抽动活塞，注射器内如无回血，就缓慢推动活塞，注入药物。

（11）用第五支干棉签轻轻按压注射部位，快速拔掉针头后按压1～2分钟。

### 3. 促红细胞生成素怎么保存？

促红细胞生成素应该在2～8℃环境中避光保存和运输，避免过冷或过热导致药物成分变质失效。腹膜透析患者在家可将促红细胞生成素放置在冰箱的冷藏室，注意冷藏室的温度要保持在2～8℃。

### 4. 促红细胞生成素的副作用是什么？

促红细胞生成素最常见的副作用是引起高血压。使用促红细胞生成素治疗时，要严密监测血压情况，并遵医嘱使用降压药。必要时调整促红细胞生成素使用剂量或者停止使用促红细胞生成素。

### 5. 使用促红细胞生成素后应监测哪些指标?

使用促红细胞生成素后应每 2~4 周做血常规检验,检查一次血红蛋白(Hb)和红细胞压积,根据检查结果调整促红细胞生成素的使用剂量。

# 二、常用的降压药有哪些? 使用降压药有哪些注意事项?

### 1. 常用的降压药有哪些? 联合使用应注意哪些事项?

(1)血管紧张素转换酶抑制剂(ACEI):培哚普利、福辛普利、贝那普利、雷米普利、卡托普利等。

(2)血管紧张素转换酶受体阻断剂(ARB):厄贝沙坦、缬沙坦、氯沙坦等。

(3)钙通道阻滞剂:硝苯地平、氨氯地平、左旋氨氯地平、拉西地平、贝尼地平、乐卡地平等。

(4)β受体阻滞剂:美托洛尔、比索洛尔、阿罗洛尔等

(5)利尿剂:呋塞米、螺内酯、氢氯噻嗪、吲达帕胺等。

(6)血管扩张剂:硝普钠等。

(7)α受体阻滞剂:哌唑嗪、特拉唑嗪等。

(8)中枢性降压药:米诺地尔、可乐定等。

如联合使用两种以上的降压药应注意以下几点:

(1)同一类药物不能联合使用。

(2)一般使用一种降压药效果不佳时才采用联合用药,对于严重高血压患者首次治疗即可选择联合用药,但是必须在医生的指导下进行联合用药。

(3)每种降压药作用机制及作用时间不同,为了让每种降压药发挥最好的降压效果,需严格遵医嘱服用,不可擅自调整服用时间及

服用剂量。

## 2. 为什么服用降压药前后都要监测血压？

（1）如果血压本身不高，在服用降压药之前没有监测血压继续服药，就会导致血压降得过低，而出现头晕、头痛、乏力、恶心，严重者还会导致晕厥或休克。

（2）在服用降压药后也要监测血压，除了防止低血压的发生，也要了解服药后高血压有没有得到有效的控制。

（3）有的人血压过低或血压过高没有明显的症状，因此在服药前后都要监测血压。

（4）在服用降压药前后监测血压，做好记录，也是为了让医生根据患者的血压波动情况来调整降压药处方，让血压控制在良好的水平。

## 3. 使用降压药还有哪些注意事项？

（1）持续的高血压会加速腹膜透析患者残余肾功能的丢失并增加心脑血管并发症的发生，因此要重视高血压的治疗。

（2）血压不能降得过快。血压升高是一个缓慢的过程，人体已经产生一定的适应性，如果降压过快，超出人体调节范围，就会造成头晕、大汗、乏力、心悸等不良反应。因此，要注意从小剂量开始服用降压药，不要随意增减剂量。

（3）高血压是慢性疾病，是一个长期治疗的过程，用降压药使血压降至理想水平后应继续服用维持量，以维持血压的相对稳定性，因此不能擅自停药或随意更换降压药。

（4）必须遵照医嘱按时按剂量服药，如果根据自觉症状来增减药物、忘记服药或在下次吃药时补上上次忘记的剂量，均会造成血压波动。

（5）每种降压药的起效时间不一样，对于缓释制剂和控释制剂类降压药不能掰开、压碎或者嚼碎，要按时吞服，因此在服用每种降压药之前要了解相关的服用方法。

（6）降压药本身种类繁多，市场上生产厂家也不尽相同，同一种药物可能会有多种商品名，在服药前要看清楚药物的名称、剂量、用法、作用及不良反应，避免重复服药。

# 三、铁剂的作用是什么？使用铁剂有哪些注意事项？

### 1. 铁剂的作用是什么？

铁是人体必需的微量元素，它的作用是帮助身体合成血红蛋白，当身体铁缺乏时就会影响血红蛋白的合成而引起贫血。

我们身体内的铁主要由食物中获得。当肾功能衰竭时，我们会有食欲下降的症状，吃的食物减少导致铁的摄入减少，体内的毒素和一些药物（如磷结合剂）也会影响铁的吸收，这样会加重贫血，因此需要补充铁剂。

### 2. 铁剂的种类有哪些？

铁剂的种类有：

（1）口服铁剂：多糖铁复合物、硫酸亚铁、富马酸亚铁、右旋糖酐铁等。

（2）注射铁剂：蔗糖铁、右旋糖酐铁等。注射铁剂适用于口服铁剂不能耐受、口服铁剂吸收不好或者严重缺铁的患者。

### 3. 使用铁剂有哪些注意事项？

使用铁剂要注意以下几点：

（1）铁剂不易放置过久，以免被氧化而影响疗效。

（2）补铁应坚持小剂量和长期服用的原则，严格遵从医嘱服药，不要自行加大服药剂量，以免造成铁中毒。

（3）口服铁剂应将药物直接放在舌面上用水冲服，不要咀嚼服用，以免染黑牙齿影响美观。

（4）口服铁剂不宜与浓茶、咖啡、牛奶、钙类食物（如豆腐）一起服用，也不要与四环素类药物、抗酸药物（雷尼替丁、埃索美拉唑、兰索拉唑等）一起服用，以免影响铁剂的吸收。

（5）口服铁剂对胃肠道刺激会引起恶心、呕吐等症状，所以应在饭后服用，以减轻胃肠道的这些反应。

（6）口服铁剂会使大便变成黑褐色，类似消化道出血，但是不要过于紧张，停药后大便就会恢复正常。

（7）定期检查铁指标，每 3 个月 1 次。通过铁指标可以了解铁剂是否过量，或者体内铁仍然不足，以便医生决定是否使用静脉铁剂。

# 四、磷结合剂的作用是什么？使用磷结合剂有哪些注意事项？

### 1. 常用的磷结合剂种类有哪些？

常用的磷结合剂种类有以下种类：

（1）含铝的磷结合剂：如氢氧化铝、醋酸铝、碳酸铝镁。

（2）含钙的磷结合剂：如碳酸钙、醋酸钙、α 酮酸钙等。

（3）不含钙和铝的磷结合剂：碳酸镧、盐酸司维拉姆等。

### 2. 为什么要使用磷结合剂？

食物中的蛋白质是磷的主要来源，健康的肾脏可以将身体内多余的磷，从尿液排出。慢性肾功能衰竭时肾脏功能出现问题，磷排出减少，导致高磷血症。对于有尿的腹膜透析患者，磷清除由两个途径：从通过残余肾功能清除部分磷，和腹膜透析清除部分磷。减少蛋白质的摄入可以适当降低血磷，但易引起营养不良。当残余肾功能减少，尿量减少，腹膜透析又不能足够地清除血液中的磷时，除了限制饮食中磷的摄入外，还应结合其他降磷措施。而口服磷结合剂以减少肠道磷的吸收便是慢性肾功能衰竭患者高磷血症的主要治疗措施之一。

### 3. 使用磷结合剂有哪些注意事项？

使用磷结合剂要注意这些问题：

（1）含钙的磷结合剂（碳酸钙、醋酸钙、α酮酸钙等）在进餐时服用，并与食物一同嚼服，可以减少食物中磷的吸收。

（2）如果有持续或反复高钙血症，则应限制含钙的磷结合剂的使用，推荐使用不含钙的磷结合剂盐酸，如司维拉姆或碳酸镧。

（3）应避免长时间服用含铝的磷结合剂，当血磷大于2.26 mmol/L（7.0 mg/dl）合并高钙血症时，只能在短期（4周内）服用，但应密切注意铝中毒的发生。

### 4. 高磷血症对人体有什么影响？

高磷血症本身不产生症状，但是血液中的血钙水平会受磷升高的影响而降低。这时我们的身体会试图通过从骨骼中获取钙来代替血液中丢失的钙，这样就会导骨骼变得脆弱，而高血磷和低血钙还会刺激甲状旁腺，让我们的甲状旁腺出现问题，引起继发性甲状旁腺功能亢进，导致骨质吸收增加、钙化障碍等代谢异常。这些情况我们统称为"肾性骨病"，主要表现有骨痛、骨折、骨变形、儿童生长迟缓等症状。磷和钙代谢出现问题还会引起皮肤瘙痒、血管和瓣膜钙化、软组织钙化等。

# 五、骨化三醇的作用是什么？使用骨化三醇有哪些注意事项？

### 1. 骨化三醇的作用是什么？

骨化三醇是活性的维生素 D，主要作用是促进肠道对钙的吸收，调节身体内钙磷平衡和骨钙化。

### 2. 常用的骨化三醇种类有哪些？

常用的骨化三醇有口服胶丸及骨化三醇注射液（静脉注射）。

### 3. 为什么要使用骨化三醇？

慢性肾功能衰竭时钙磷代谢紊乱，活性维生素 $D_3$ 分泌减少，肠道钙吸收减少，致血钙降低。低血钙和高血磷共同作用，刺激甲状旁腺激素分泌增多，导致甲状旁腺功能亢进。骨化三醇可以促进肠道对钙的吸收，并抑制甲状旁腺激素分泌。因此，补充骨化三醇主要是为了治疗低钙血症及维持甲状旁腺激素在合理范围内，防止肾性骨病的发生。

### 4. 使用骨化三醇有哪些注意事项？

使用骨化三醇要注意这些问题：

（1）开始使用骨化三醇治疗或剂量增加时，第一个月内至少每2周监测一次血钙和血磷指标，之后至少每月监测一次。

（2）应每月监测一次甲状旁腺激素的水平，至少连续监测3个月，一旦达到目标范围，可每3个月监测一次甲状旁腺激素。

（3）为了减少高钙血症的发生，建议在夜间睡前肠道钙负荷最低的时候服用骨化三醇。

# 六、其他常用药物及其使用注意事项有哪些?

### 1. 服用降脂药有哪些注意事项?

（1）降脂药是早上服用好还是晚上服用好?

人体合成胆固醇的高峰期是在夜间，一般来说睡前服用他汀类降脂药可以获得最好的降脂效果，只有阿托伐他汀和瑞舒伐他汀可以在一天中任何时候服用。贝特类的降脂药一般随餐服用，可减少胃肠道反应。

（2）血脂降到正常以后是不是就可以不用服用降脂药了?

高脂血症是一种对药物依赖性很强的慢性疾病，在服用降脂药期间要定期监测血脂水平，通常服药后 1~2 个月会产生最大的降脂效果，继续服药血脂不会进一步明显下降，但是如果自行停药，血脂又会回到治疗前的水平。而且降脂药还能降低发生冠心病、心肌梗死的风险，因此是一个长期的治疗过程，应该严格遵从医嘱服药，不要贸然停药或减量。

（3）服用降脂药以后是不是就可以不注意饮食和运动了?

控制饮食和适量运动是降脂治疗的基础，服用降脂药期间继续做好饮食控制和适量的运动可以达到更好的降脂效果。

### 2. 服用补钾药有哪些注意事项?

部分腹膜透析患者存在低血钾，饮食差的人更容易出现。这些人常需要补充含钾丰富的食物和补钾药物。服用补钾药要注意以下问题：

（1）补钾药应严格遵从医嘱服用，切记勿自行加量、减量或停药，避免因补钾不够加重低钾血症或补钾过多造成高钾血症。

（2）服用补钾药期间应严密监测血钾的水平，以防发生高钾血症。

（3）服用补钾药期间注意观察小便量和超滤量，当小便量和超滤量减少时，身体排出的钾也会减少，因此继续补钾可能会导致高钾血症的发生。

（4）补钾口服液可以加入到少量橙汁中服用，以改善口感。

### 3．服用轻泻剂有哪些注意事项？

便秘可能导致腹膜透析导管移位、增加腹膜炎风险。对于大便干结或已有便秘的患者常常需要服用轻泻剂。服用轻泻剂要注意以下问题：

（1）药店有多种类型的轻泻剂，患者应该服用医生建议服用的那种，因为很多轻泻剂成分副作用不明，可能会损害患者的残余肾功能。

（2）要在医生的指导下正确的服用，因为服用剂量过大会导致腹泻。

（3）长时间服用轻泻剂会导致胃肠功能出现问题，因此建议通过调整食物成分及适量运动来改善长期便秘的问题。

### 4．腹膜透析患者感冒了，哪些药物不能吃？

腹膜透析患者感冒了，应在医生的指导下用药。含有金刚烷胺的感冒类药物不能吃。金刚烷胺是一种抗病毒药物，在体内主要由肾脏排泄。肾功能障碍者易致蓄积中毒，导致严重失眠、精神错乱和幻觉等。

（李　菁）

# 第九章

# 腹膜透析患者的饮食与营养管理

## 一、关于优质蛋白质食物，有哪些注意事项？

### 1. 为什么要以优质蛋白质食物为主？ 是否吃得越多越好？

腹膜透析每天丢失的氨基酸为 1.2～3.4 g，其中 30% 为必需氨基酸。稳定腹膜透析患者每天蛋白质的丢失量为 5～15 g，腹膜炎时蛋白质从腹膜透析液的丢失可进一步增加。因此，腹膜透析患者要保证蛋白质的摄入，应以优质蛋白质食物为主。优质蛋白质，又称"高蛋白质"，能提供最完全的量和比例适当的必需氨基酸谱，合成人体蛋白质的利用率高，产生代谢废物少。而非优质蛋白质食物，如富含植物蛋白质的食物在体内利用较低，在体内代谢后将产生大量代谢废物蓄积在肠道，加重肾脏负担。

但优质蛋白质食物肯定不是吃得越多越好，过犹不及。蛋白质—能量的摄入要合适，国外多提倡腹膜透析患者每日每千克体重摄入 1.2～1.3 g 蛋白质。但根据研究和观察，我国腹膜透析患者每日摄入的蛋白质量以每千克体重 0.8～1.0 g 为宜。吃太多蛋白质会产生更多的含氮废物，增加肾脏的负担。而腹膜透析患者的肾脏排泄代谢废物的能力较正常人大大减弱，因此，蛋白质分解代谢的废物将在血液中蓄积，成为尿毒症毒素。因此，优质蛋白质食物并不是吃得越多越好。

### 2. 哪些食物属于优质蛋白质食物， 哪些属于非优质蛋白质食物？

优质蛋白质主要来源于动物性食物，如：蛋清、牛奶、牛肉、家禽、猪肉、鱼等。另外，豆类及其制品的生物学价值与肉类等同，为优质蛋白质。

非优质蛋白质又称"低生物价蛋白质"，含必需氨基酸较少，如米、面、水果、豆类、蔬菜中的植物蛋白质。

### 3. 怎样减少非优质蛋白质食物的摄入？

腹膜透析患者的饮食原则是优质低蛋白质—充分的能量饮食。在控制好蛋白质总量的前提下，提高优质蛋白质比例，提高控制饮食的意识，改善饮食习惯，合理安排进食顺序，保证充分的能量。首先吃优质蛋白质食物，然后再吃米面等其他食物。少食多餐。且可用淀粉类主食取代部分常规主食，如用红薯粉丝、豌豆凉粉、小麦淀粉、玉米淀粉、魔芋精粉、藕粉、土豆粉、蚕豆淀粉代替米面等，这类食物的蛋白质含量非常低。也可选择一些蛋白质含量较低的薯类食物，如土豆、红薯、芋头、山药等。谷薯类食物中的蛋白质属于植物蛋白质，含有较多的非必需氨基酸，在体内的代谢废物相对较多。

## 二、为什么要采取低磷饮食？哪些属于低磷食物？怎样减少磷的摄入？

### 1. 为什么采取低磷饮食？

正常情况下，磷是通过尿液排出，当肾功能衰竭时，磷在体内大量蓄积可出现高磷血症，继而出现低钙血症，最终发展至甲状旁腺功能亢进。当甲状旁腺功能亢进症状出现后，可发生肾性骨病。有钙磷代谢异常和肾性骨病后，可出现神经肌肉症状（如手足抽搐）、四肢乏力、站立困难、骨折等。因蛋白质从腹膜透析液丢失，腹膜透析患者应保证蛋白质摄入量。而磷是蛋白质的组成元素，往往富含蛋白质的食物（比如猪肉、家禽和鱼）含磷量都很高，所以摄入的蛋白质越多，含磷亦越多，腹膜透析只能够排除一部分磷。为降低高磷带给机体的系列不良影响，要严格限制磷的摄入。

尽管腹膜透析对磷的清除比血液透析好，但高磷血症在腹膜透析患者中也很常见，特别是无尿的患者。推荐每日磷的摄入量控制在800～1 000 mg。选择食物时，应注意食物中的各营养成分（参见附录），在保证蛋白质供应的同时，选择低磷食物。

### 2. 哪些食物属于低磷食物， 哪些属于高磷食物?

正常人每天饮食中的磷摄入量为1.0～1.8 g，磷几乎存在于所有食物中。低磷食物有：大豆油、凉粉、冬瓜、小麦淀粉、猪排骨、鸡蛋白、苹果、番茄等。生活中的高磷食物有：

乳制品，如牛奶、奶制品。

动物内脏，如肝脏、心脏、肠、肾脏和脑。

坚果类，如花生、瓜子、腰果、杏仁等。

干菜类，如腐竹、木耳、银耳、各种菇类、茶叶等。

各种新鲜豆类和干豆。

完整的谷类，包括燕麦和黑麦。

### 3. 怎样减少磷的摄入?

控磷一直是透析患者非常关心的问题。通过水煮去水，来去除食物中的磷，是大家普遍都知道的控磷技巧。研究发现水煮可以去除蔬菜中50%的磷，豆类49%，肉类38%。软水＋高压锅＋切片（垂直肌肉纤维切割）+30 分钟，是最有效的降低食物中磷含量的方法。拒绝"汤泡饭"。另外医生可能会让患者服用更多的磷结合剂（如盐酸思维拉姆、碳酸镧等），以降低磷的水平。

# 三、关于控制水、盐摄入量，有哪些要注意的问题？

### 1. 为什么要采取低盐饮食？

因为患者的肾脏已不再能有效地清除体内的钠了，堆积在患者体内的钠可引起患者身体内液体过多，血压升高。患者每次腹膜透析交换清除的钠量是有限的。而盐的主要成分是钠，如果患者饮食中盐分太高，就会引起口渴，从而使患者饮入过量的液体，使患者的体重增加、血压升高、水肿，并且增加心脏负担，严重影响心肺功能，可出现胸闷、气短等不适感，造成心衰。因此，要采取低盐饮食。

### 2. 每天摄入多少盐合适？ 有什么办法精确控制呢？

患者每天允许摄入的盐量与患者的尿量及腹膜透析超滤量多少有关。建议每天食盐不超过 6 g，如果患者已经没有尿了，那么患者每天允许的盐摄入量为 2 ~ 3 g，这相当于我们平时饮食中盐摄入量的1/2 或1/3。那我们有什么办法控制盐的用量呢？可以用标准汤匙计算每餐的食盐量，精确控制食盐摄入。比如可以将 6 g 盐按照 1 g、2 g、3 g 的分量分别分配到早、中、晚三餐中去。改变长期养成的吃咸的食物的习惯，可以用下列调料去替换盐，从而增加食物的味道，如：丁香、辣椒、芥末、姜、新鲜的大蒜、胡椒粉、柠檬、醋、洋葱等。此外，可以在炒好的菜中先不要放盐，盛出来时再将定量的盐撒上去。

### 3. 怎么计算每天的喝水量?

"量出为入"是控制水摄入的基本原则,但也要根据原发病肾功能损害程度、尿排出量的差异来进行控制。也就是说首先要评估排水量,才能制定入水量。人体排水途径包括尿液、汗液、粪便、呼吸蒸发等。每日摄水量=全天透析超滤量+尿量+500 mL。但是要注意,摄入水不单指饮用水,还包括主食、青菜、水果、饮料等食物中的含水量。因此,调整摄水量要根据液体总出入量来综合考虑。

### 4. 怎么知道吃的食物里面有多少水?

记录吃的食物的量,根据下表估算其中的含水量。常见食物的含水量见表9-1。

表9-1　常见食物的含水量

| | 主食类 | 菜类 | 其他类 |
|---|---|---|---|
| 含水90% | 粥 | 豆腐和各种新鲜蔬菜 | 水果类 |
| 含水80% | | | 冰淇淋和酸奶 |
| 含水70% | 米饭、红薯、土豆、藕、山药、芋头 | 新鲜肉类、鱼虾类、豆腐干、蛋类 | |
| 含水30% | 馒头、饼、火烧、面条、面包、油饼 | 各种熟食(酱肉、火腿类、烤鸭、肉串、炸鸡) | 粉丝、腐竹、豆菇、木耳、海带、肉松和点心 |

### 5. 不喝水是不是更好?

不是。当患者呕吐、腹泻、出汗过多,或用太多的高浓度透析液致过度超滤时;透析充分,超滤量充足时,饮水不够可能会引起脱水(脱水指患者体内的液体太少)。患者会感到很不舒服,口渴、乏力、头晕、血压不稳或降低等。

# 四、关于钾的调节，有哪些方面需要注意？

## 1. 什么情况下需要多吃高钾食物？ 什么情况下需要限制吃高钾食物？

腹膜透析液不含钾，规律腹膜透析患者透析充分、超滤较多时，钾会随透出液部分流失。因此腹膜透析患者常常伴有低钾。根据研究报道，有12%～20%的腹膜透析患者存在低血钾。饮食差的老年人容易出现低血钾。部分糖尿患者伴有明显的恶心、呕吐、腹泻等胃肠道症状，使钾的摄入减少，胰岛素的使用又进一步降低血钾，因此低钾血症在糖尿病患者中更为常见。这些患者应适当增加高钾食物的摄入。如果患者感到全身无力、疲乏、心跳减弱、头晕眼花、厌食，出现恶心、呕吐、腹胀等症状，实验室检查显示患者的血钾低时，也应该多吃含钾高的食物。

当腹膜透析患者透析不充分，实验室检查显示患者的血钾高时，就应该避免吃含钾高的食物。因钾离子易溶于水，且普遍存在于各类食物中，所以可以用下列方法减少钾的摄取量：

（1）蔬菜：用开水烫过后捞起，再以油炒或油拌。避免食用菜汤及生菜。

（2）水果：避免食用高钾水果，以及避免饮用果汁。

（3）肉类：勿食用浓缩汤及使用肉汁拌饭。

（4）饮料：避免饮用咖啡、茶、鸡精、人参精、运动饮料等。白开水及矿物质水是最好的选择。

（5）调味品：勿选择以含钾盐代替钠盐的盐（又称"低钠盐"）、健康美味盐、薄盐及无盐酱油。

（6）其他：坚果类、巧克力、梅子汁、番茄酱、水果干及药膳汤等均含钾量高，需注意避免食用。

### 2. 低钾和高钾各有哪些危害？

钾在人体内的主要作用是维持酸碱平衡，参与能量代谢以及维持神经肌肉的正常功能。人体低钾、高钾都会引起肌肉的无力，使心跳变得微弱或不规律。当体内缺钾时，会造成全身无力、疲乏、心跳减弱、头晕眼花，严重缺钾还会导致呼吸肌麻痹甚至死亡；低钾还会使胃肠蠕动减慢，导致肠麻痹，加重厌食，出现恶心、呕吐、腹胀等症状。当体内高钾时会导致心脏搏动无规律，引起心脏传导阻滞甚至猝死。因为腹膜透析液中不含钾，对于规律长期腹膜透析的患者，最好定期监测血钾。

### 3. 哪些食物属于高钾食物？

高钾食物包含以下几类：

（1）坚果类，如花生、瓜子、腰果、杏仁等。

（2）干菜类，如腐竹、木耳、银耳、各种菇类、茶叶等。

（3）各种新鲜豆类和干豆。

（4）各种果酱、果脯和果干。

（5）新鲜水果，如香蕉、橘子、香瓜、猕猴桃等。

（6）蔬菜，如土豆、蘑菇、番茄等。

## 五、关于营养不良，要注意哪些问题？

### 1. 什么是营养不良？

营养不良是指热量和（或）蛋白质缺乏引起的营养缺乏症，主要表现为体重下降，进行性消瘦或水肿，皮下脂肪含量减少，常伴有多个脏器不同程度上的功能紊乱。营养不良表现为疲乏、睡眠异常、全身不适、食欲不振、体重减轻、恶心、呕吐、厌食、肌肉损耗、水肿、免疫力下降，易发生感染。

## 2. 营养不良的原因、 表现和危害是什么?

营养不良是影响腹膜透析患者预后的重要因素。腹膜透析营养不良的原因多样，尿毒症本身、透析相关性因素以及伴发病为透析患者发生营养不良的重要原因，其中炎症和糖尿病是导致营养不良最为重要的原因。对于不同个体，营养不良的原因可能不完全相同，有些为单一因素，但多数为多种因素。如：微炎症状态，糖尿病和其他合并症，能量摄入不足，代谢性酸中毒，残余肾功能，腹膜透析时蛋白质和氨基酸的丢失，内分泌紊乱，透析不充分，其他（心理社会因素、患者的经济状况、肿瘤等），如表9-2。

表9-2　腹膜透析患者营养不良的原因

| 原因分类 | 具体原因 |
| --- | --- |
| 尿毒症本身相关因素 | 透析不充分，使用影响食欲的药物，蛋白质和氨基酸代谢异常，合成代谢激素的生物活性降低，代谢性酸中毒，慢性炎症状态 |
| 腹膜透析相关因素 | 透析液中营养物质的丢失，透析液中蛋白质的丢失，生物不相容性透析液的使用，透析液中葡萄糖的吸收抑制了食欲，透析液导致腹部不适，腹膜炎和出口感染等感染性并发症 |
| 其他因素 | 胃肠道病变，存在心血管疾病和糖尿病等合并症，活动较少，老年，精神心理因素，医源性因素 |

通常根据临床表现和实验室检查，腹膜透析患者的营养不良可分为两种类型。Ⅰ型营养不良患者的特点是有明显的尿毒症症状，食欲下降，血清白蛋白水平低、中度下降，无明显机体能量消耗异常，无明显炎症和氧化应激现象，经过充分透析和营养支持治疗可以逆转尿毒症症状和营养不良状态。Ⅱ型营养不良的特点是尿毒症症状可以不明显，食欲轻度下降或正常，但血白蛋白水平明显下降，机体能量消耗增加，特别是患者有炎症或微炎症状态，多合并有氧化应激和 MIA 综合征，充分透析和营养支持治疗也难以逆转营养不良（表9-3）。

表 9-3　腹膜透析营养不良分型

|  | Ⅰ型 | Ⅱ型 |
| --- | --- | --- |
| 血白蛋白 | 正常或低 | 低 |
| 合并症 | 少见 | 常见 |
| 炎症反应 | 无 | 有 |
| 食物摄入 | 少 | 少或正常 |
| 静息能量消耗 | 正常 | 增高 |
| 氧化应激 | 增强 | 明显增强 |
| 蛋白分解代谢 | 减低 | 增加 |
| 能否经过透析和营养支持改善 | 能 | 否 |

　　腹膜透析患者因长年尿毒症疾病及腹膜透析所致营养丢失，如不重视饮食及营养，将会导致营养不良，使体重下降，进行性消瘦，皮下脂肪含量减少，机体免疫力下降，加重贫血，导致水肿，影响心肺功能，也容易出现呼吸道、肠道及腹膜等部位感染。为确保腹膜透析质量，必须重视营养。营养不良影响患者的生活质量、长期生存率：营养不良患者生活质量普遍降低，并发症和死亡率均高于营养良好的患者，尤其是Ⅱ型营养不良患者，且充分透析和增加营养均难以纠正营养不良。营养不良患者常常发生感染和炎症，并发心脑血管疾病概率高于正常营养者。

### 3. 怎样预防营养不良？

　　有效地预防腹膜透析患者的营养不良应注意以下几个方面：

　　（1）早期透析和充分透析。

　　（2）蛋白质—能量的摄入要合适：可适当提高蛋白质和热量摄入，腹膜透析者可采用饮食记录法连续 3 天记录饮食摄入情况，请腹膜透析中心营养师计算出每天摄入的热量和蛋白质含量，进行饮食调整和改善。

（3）使用生物相容性好的腹膜透析液：保护残余肾功能（因为肾脏不仅仅是代谢和排泄器官，同时也是内分泌器官，腹膜透析不能代替肾脏内分泌功能，保护好肾脏，就相当于储备促红细胞生成素和维生素 $D_3$ 羟化酶，有利于营养状态的保持）。

（4）配合口服复方 α－酮酸，可补偿透析时通过腹膜丢失的氨基酸，减少蛋白质分解代谢，维持氮平衡，防止营养不良。

（5）改善微炎症状态，如应用血管紧张素转换酶抑制剂、血管紧张素 Ⅱ 受体拮抗剂、他汀类药物、维生素 C 等。此外，使用生物相容性较好的新型腹膜透析液也被证实可以降低炎症指标。微炎症状态时，体内肠道内的毒素、各种化学物质等促炎症代谢产物潴留，肠道屏障作用减弱导致肠道内毒素吸收增加，机体抵抗力低，易发生感染，使患者产生厌食感，食欲显著下降，从而导致营养不良。此外，炎症具有增加胰岛素抵抗作用，尚可增加机体蛋白质的分解代谢，从而引起肌容量下降和肌营养不良。

（6）纠正酸中毒，有助于改善蛋白质、氨基酸、骨骼代谢，对改善营养状态有益。

（朱雪丽）

第十章

# 腹膜透析患者的生活与康复管理

## 一、理想体重是什么？为什么腹膜透析患者容易肥胖？体型对腹膜透析效果有什么影响？

### 1. 什么是理想体重？

理想体重是位于标准体重上下的一个范围，通常把这个范围称为理想体重范围。一般认为标准体重上下加减 10% 的范围就是理想体重范围。标准体重的计算方法为：标准体重（kg）= 身高（cm）- 105。例如，一个人身高是 175 cm，其标准体重应该是 175 - 105 = 70（kg），上下波动 10%（±7 kg）即是 63~77 kg，就是他（她）的理想体重范围。

### 2. 为什么有些腹膜透析患者容易肥胖？

肥胖是腹膜透析的远期并发症之一，与腹膜透析液中的葡萄糖被吸收以及饮食控制不当摄入了过多的糖和脂肪有关。同时部分腹膜透析患者长期活动较少，热量的摄入大大超过消耗，也易引发肥胖。因此，进行腹膜透析的患者要保证低脂、低糖、低胆固醇和高纤维素饮食，同时适当锻炼，戒烟酒，经常监测体重。对于血脂水平高，体重控制不佳的患者，必要时需要咨询医生，进行药物治疗。

### 3. 为什么肥胖体型会影响腹膜透析效果？

过度肥胖患者由于体表面积大，加上大量的腹膜脂肪影响了腹膜的交换效果导致透析不充分，所以常常需要大剂量的腹膜透析液，相关并发症也会随之增多。过多的脂肪也会导致管周漏液及堵管的风险增高。

## 二、腹膜透析对性生活、生育和心理健康有影响吗？

### 1. 腹膜透析患者可以有性生活吗？

腹膜透析患者在身体条件允许的情况下是可以有性生活的，正常适度的性生活可以增加生活的活力，有利于增进夫妻感情，获得家庭支持，利于疾病的治疗。大多数腹膜透析患者因为担心性生活对腹膜透析管有影响而不敢有性生活，对此，腹膜透析患者不要有太多的顾虑，应该积极尝试，但应注意节制次数，切记过频、过累，以性生活后愉快且不感到疲劳为佳。同时腹膜透析患者在性生活时最好空腹，避免腹内压增加而引起的种种不适。但由于精神压抑、疲劳、疾病、经济负担等因素常会导致腹膜透析患者出现性功能减退或障碍，表现为男性患者可能出现精液量减少、精子数量和活性下降、阳痿和阴茎勃起功能障碍，而女性患者可能出现生育功能障碍和月经紊乱。这时患者可以和信任的人谈论感受、倾诉内心的烦恼，必要时咨询性专科专家。

### 2. 腹膜透析患者可以生育吗？

男性患者如果身体状况良好且有生育能力，可在肾内科医师的指导下尝试生育；女性患者通常不主张怀孕，因为怀孕会产生许多并发症，而且腹膜透析的某些并发症也对妊娠有不良影响，如腹膜炎可能引发早产或者流产。同时，随着妊娠时间的延长，腹腔内空间受限，可耐受的液体量逐渐减少，需要频繁少量的更换液体才能达到充分透析的效果，所以有必要采取避孕措施。

### 3. 腹膜透析患者应该怎样保持乐观积极的心理状态？

腹膜透析作为一种终末期肾功能衰竭患者的替代疗法，其最终目的是为了挽救患者的生命，并保证患者的生活质量。许多患者对治疗缺乏信心，无法投入工作，认为自己对家庭和社会没有价值，只能成为他人的负担。对于此类患者，家庭成员和医护人员有责任帮助患者走出这种心理状态，在病情允许的情况下鼓励和帮助患者重新走入社会和工作，积极参加正常的社交活动。同时，由于饮食的限制，身体功能障碍，生活方式的改变，担心经济负担以及对死亡的恐惧，也加重了腹膜透析患者的心理压力。作为患者要学会正确、积极地参与治疗过程，认识到通过有效的腹膜透析治疗能使身体状态和精神状态得到有效的改善，接纳自己当前的身体变化，保持乐观向上的心态，勇敢、积极地参与到社交活动中。如果患者意识到自己出现情绪低落，抑郁等心理异常，可以积极地寻找亲人、好友倾诉，必要时也可以寻求心理医生的帮助。

## 三、怎样做好腹膜透析门诊随访和透析记录？

### 1. 门诊随访包括哪些方面内容？ 其意义是什么？

门诊随访包括以下内容：

（1）患者一般情况：包括患者的睡眠质量、体重、血压、心率、体温、尿量、有无水肿、饮食和营养状况等。

（2）患者的腹膜透析情况：包括患者的透析记录，治疗用药效果，腹膜透析医嘱的执行情况，操作是否规范，导管出口护理情况等。

（3）并发症及潜在并发症发生风险：包括患者有无腹膜炎，切口感染，腹膜透析液引流不畅，皮肤隧道口及隧道感染，皮下袖套脱出，腹膜透析液渗漏，疝气，腹壁及外生殖器水肿，糖类、脂肪和蛋白质代谢紊乱，水和电解质代谢异常以及酸碱平衡紊乱，等等。

（4）定期更换短管，定期进行腹膜平衡实验，评估腹膜透析充分性和残余肾功能，收集各项临床指标以及进行必要的实验室检查。

（5）由医生和护士建立患者档案，方便定期检查记录情况。

门诊随访的意义：

每个腹膜透析患者的腹膜转运功能、机体代谢状况以及残余肾功能都各不相同，且随着透析的进行，以上情况都处于动态变化中。定期进行门诊随访的目的，是为了让医生、护士动态了解患者居家进行腹膜透析的效果，导管及出口保护情况，治疗依从性以及有无其他并发症，等等，从而对患者提供科学、专业的医疗建议和技术指导，根据患者的个体情况及实验室检查结果，及时调整透析方案及用药处方，纠正不良事件及习惯，及时发现并消除潜在并发症发生风险，提高患者的依从性，改善腹膜透析效果，从而提升患者的生活质量以及生存率。

## 2. 多久随访一次合适？ 随访时需要准备哪些资料？

首先，腹膜透析患者的随访频率应该根据患者病情和治疗需要来实时调整。一般情况下，新加入腹膜透析的患者在出院后第一个月应每周回医院随访，病情稳定后每个月随访一次。病情不稳定的患者可随时进行随访或者住院治疗。随访时患者应携带就诊卡、正在服用的药物、每日详细记录的透析日志、所需开药的清单、门诊病历和社保申请，准备好想问及关心的问题，并提前留出充足的时间以便完成评估。

### 3. 为什么要做腹膜透析记录？ 腹膜透析日志该记录哪些内容？

对于居家腹膜透析患者来说，每个患者的自控能力不同，对于医嘱的依从性和执行效果也存在差异。做好腹膜透析记录，不仅可以督促患者更好地执行腹膜透析处方，也能够在门诊随访时为医生、护士提供详细的资料，帮助他们判断腹膜透析的效果和执行情况。透析日志应当包含患者的一般情况如体重、血压、尿量和饮水量等，同时应当包含透析相关数据的记录，如透析次数、换液时间、腹膜透析液浓度、超滤量等，可参考如下表格进行记录（表 10－1）。

表 10－1　腹膜透析记录表

___年___月___日　　　　　　　星期___　　　　　　体重（kg）___

血压（mmHg①）：收缩压___；舒张压___　　　　　　透析次数___

| 换液时间 | 腹膜透析液浓度（%） | 灌入量（mL） | 引流量（mL） | 超滤量（mL） | 尿量（mL） | 饮水量（mL） |
|---|---|---|---|---|---|---|
|  |  |  |  |  |  |  |
|  |  |  |  |  |  |  |
|  |  |  |  |  |  |  |
|  |  |  |  |  |  |  |
|  |  |  |  |  |  |  |
|  |  |  |  |  |  |  |

### 4. 腹膜透析患者在进行其他门诊检查时应当注意哪些问题？

腹膜透析患者也有可能合并其他特殊情况或疾病，如合并妇科疾

---

① 　1 mmHg = 0.133 kPa。

病、心血管疾病、糖尿病、肝脏疾病、乳腺及甲状腺疾病等等，因此可能会需要在相关科室进行诊治以及行必要的检查。在进行检查前，请提前与医务人员沟通，因为某些检查可能需要在检查前排出透析液或者预防性使用抗生素，以避免腹膜炎的发生。

# 四、怎样更好地应对以后的工作？

## 1. 腹膜透析后还能继续工作吗？ 哪些情况需要改换原来的工作？

当然能！充分的腹膜透析不但能有效改善患者的病情，辅以合理的饮食和运动，还能够显著改善患者的生活自理能力和体力。工作是评估患者生活质量的重要指标之一。患者通过工作可以增强自信心、增加收入以减轻医疗负担、增加人际交往的机会，增强社会归属感、实现自我价值、促进心理健康，以获得更好的生活质量。所以正常腹膜透析的患者完全可以从事力所能及的工作，但是应根据自己的身体情况量力而行，避免过度劳累，避免从事重体力劳动或强度大导致身体无法承受的工作。若当前从事的工作无法保证腹膜透析的规律进行，如时间冲突或环境限制，等等，这些情况下需要改换工作。

## 2. 上班期间如何保证腹膜透析的规律性？

根据腹膜透析方式的不同可分为两种情况：

（1）自动化腹膜透析：利用腹膜透析机进行自动换液。进行APD腹膜透析治疗方式的患者，可以利用整晚的休息时间自动进行腹膜透析换液，所以白天患者可以没有约束地进行工作或者其他日常活动。

（2）持续性不卧床腹膜透析：也就是手工透析，白天每隔 4~6

小时进行一次换液。进行该腹膜透析治疗方式的患者，需要保证规律的时间以及符合要求的环境来完成透析操作。一般情况下腹膜透析液可以在腹腔留置4~6小时。进行手工透析且需要上班的患者可以在早上上班前如7点左右将一袋透析液灌入腹腔，中午下班后如12点以后将腹中的腹膜透析液放出后再更换新的透析液，下午下班后如18点以后再重新更换一袋透析液。

## 五、腹膜透析患者需要进行疫苗接种吗？推荐接种哪些疫苗？有什么注意事项？

腹膜透析的患者大多存在免疫力低下或免疫功能紊乱，加上气候环境影响，更容易发生各种感染。而免疫接种是一项针对多种感染性疾病发病的重要预防措施，因此腹膜透析患者应该进行免疫接种。

腹膜透析患者推荐接种的疫苗包括：

（1）乙肝疫苗：注射前先抽血化验是否有自然免疫，来确定是否需要接种。在完成接种后1~2个月进行乙肝表面抗体检查，之后每年检查1次，未达到保护性水平的患者需进行再次接种，注意此类疫苗需要尽早及多次接种。对于有发热、腹泻、感冒或正处于感染期的乙肝患者，暂时不要接种疫苗。

（2）肺炎疫苗：一般为单次接种，腹膜透析患者处于肺炎球菌感染高风险状态而且肺炎球菌抗体水平可能很快下降，推荐第一次接种5年后再进行重复接种。

（3）流感疫苗：此疫苗应该在每年流感季节前使用，不能使用减毒活流感疫苗，而应使用灭活流感疫苗。

（4）与旅行有关的疫苗：根据患者的旅行目的地，来确定需要接种的疫苗类型，同时至少提前3个月和医护人员沟通旅行计划以便安排接种疫苗。

# 六、怎样做好运动？

## 1. 怎么选择合适的运动方式、运动强度和时间？

运动对腹膜透析患者有许多好处，比如改善精力，增加体力和耐力，提高免疫力，有助于改善血压和血脂，改善心血管功能，帮助控制体重等。建议患者选择一些安全而有效的中低强度的有氧运动，比如散步、爬楼梯、骑车、太极拳、游泳，以及安全的力量训练，等等；或者利用中等强度的家务劳动来起到锻炼的效果，如擦地、擦窗、吸尘等。

每个人的运动耐力不同，因此需要腹膜透析患者与医务人员沟通，以确定适合于自己的运动强度以及具体方式。通常建议从低强度和低持续时间的运动开始，循序渐进。患者每次运动应该在进餐结束至少1小时后进行，持续时间30~60分钟，每周4~6次，且强度不宜过大，以感到轻微气喘、疲劳和出汗且无心慌、气紧为标准。运动贵在坚持，最好坚持每周保持一定量的运动，持之以恒。

## 2. 运动过程中需要注意哪些问题？

腹膜透析患者在运动时应注意选择适宜的天气和环境，穿着宽松、舒适、吸汗的衣物及运动鞋，运动前先热身，并且要注意运动的强度，避免过度用力比如提重物，等等，因为有发生疝气的风险；避免泡澡，因为有极高的创口感染风险；避免会产生较大腹压的运动；避免牵拉和挤压导管。游泳是一项很好的有氧运动，但腹膜透析患者游泳前一定要先将腹膜透析导管出口处进行妥善保护，不能到卫生条件不达标的游泳池里游泳，且注意游泳后应立即对腹膜透析导管出口处进行消毒处理。另外，有发热、心血管疾病及其他身体不适的患者应避免运动。

# 七、外出旅游时有哪些需要注意的事项?

### 1. 需要乘飞机怎么办?

若患者搭乘国内航班，主要是要注意随身携带的物品。常规的固体药物可以随身携带，但液体类是有限制的，所以患者要提前将腹膜透析液办理托运；若需携带其他液体、凝胶以及喷雾类的液态药物，须向安检人员出示医生处方或医院证明。需要注意，如果是出国，那么患者须在此基础上再咨询一下所乘航班航空公司的客服以及查询一下当地入境管理的要求。

### 2. 外出旅游时腹膜透析液怎么准备?

患者需要至少提前一个月确认外出时间以及需要携带的腹膜透析液数量。若无法携带足够数量的腹膜透析液，请提前确认目的地是否可以购买到腹膜透析液，或者联系腹膜透析液公司异地配送。

### 3. 怎么寻找合适的换液空间?

腹膜透析患者外出时，可以寻找一个相对独立、安静的地方，准备一张小桌子用来摆放无菌物品，桌面应擦拭干净；一个可以悬挂腹膜透析液的挂钩。同时要注意换液的地方是否清洁、干燥，光线是否充足。换液时要关闭门窗和风扇，防止灰尘进入室内，避免有其他人或事的干扰。

### 4. 外出时有哪些需要注意的事项?

外出旅行请携带个人相关病史资料和需要的药品，如降磷药、降压药、维生素、促红细胞生成素等。合并糖尿病的腹膜透析患者还应当准备外出期间需要使用的口服降糖药或胰岛素、血糖监测仪及血糖测试试纸等，同时也应当随身携带巧克力和糖果等以应对低血糖的发生。提前了解目的地附近的腹膜透析中心的相关信息。请提前 1~3 个月和医生护士沟通旅行计划，以便按照医务人员要求准备随身携带物品，如消毒棉签、无菌纱布、胶布、肛门袋和碘伏帽、蓝夹子等等。除了对随身物品的充分准备，还需提前对旅游行程和方式有充分的规划，如避免参加强度过大的旅游项目，安排好每日出行计划以保证腹膜透析的有效执行。同时要注意合理饮食，避免暴饮暴食、食用不卫生的食物，注意及时加减衣物避免感冒，注意避免过度劳累。

（陈治宇）

第十一章

# 腹膜透析常见问题

## 一、操作时如何避免腹膜透析连接系统污染?

### 1. 操作时误碰腹膜透析短管末端怎么办?

如若在腹膜透析操作过程中误碰短管末端需要做如下处理:

应立即停止腹膜透析操作→为短管末端戴一个新的碘伏帽→消毒30分钟→重新开始腹膜透析操作。

### 2. 操作时误碰腹膜透析液戴拉环的前端怎么办?

如若在腹膜透析操作过程中误碰腹膜透析液戴拉环前端应做如下处理:应马上停止腹膜透析操作→请丢弃误碰的腹膜透析液并更换一袋新的腹膜透析液→重新开始腹膜透析操作。

## 二、腹膜透析管路如何避免破损? 日常如何保护?

### 1. 管路为什么会破损? 怎么处理?

在腹膜透析过程中,会由于日常牵拉、扭曲折叠、化学性物质的腐蚀及锐器刺破管路导致管路破损。

　　发现导管破损应停止透析，用管路夹子夹闭破损口的前方（图 11-1），阻断细菌进入腹腔的通路，与腹膜透析中心联系并前往处理。若是腹膜透析短管破损需要重新更换短管；若是腹膜透析内管破损需要由专科护士将内管破损处做专业处理后再与钛接头连接；若腹膜透析内管破损的部位贴近导管出口处，处理后无法用钛接头再次连接，需拔管并重新置管。在破损管路得到顺利处理后，必要时用抗生素预防感染。

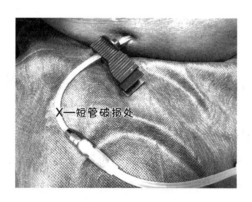

图 11-1　短管破损

### 2. 长期腹膜透析患者管路如何保护？

　　腹膜透析管路是腹膜透析患者的生命线！为了使透析管路更好地为患者服务，管路的日常保护尤为重要，需要掌握以下几点：

　　（1）触碰腹膜透析管路前一定要洗手，谨防细菌通过管路进入腹腔。

　　（2）切勿扭曲、牵拉腹膜透析管路，切勿涂抹护肤品于导管出口处，切勿用手搔抓导管出口，这会刺激或污染出口处，增加出口周围的细菌进入腹腔的机会。

　　（3）为防止管路被扭曲、牵拉，用胶布按十字交叉法将腹膜透析管路固定在皮肤上。

（4）避免在腹膜透析管路周围使用任何锐器（图 11-2）。腹膜透析导管及腹膜透析短管由硅橡胶制成，锐器容易损伤管路，如果不小心剪断或刺破腹膜透析管路，细菌就很容易进入腹腔。

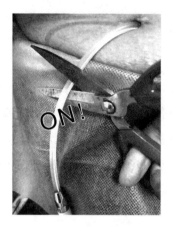

图 11-2　切勿使用锐器

（5）按照培训要求护理腹膜透析导管出口处，保持清洁干燥，每周至少做两次出口护理，切勿自行涂抹药膏于出口处，避免使用腐蚀性的化学消毒液接触腹膜透析导管。

## 三、腹膜透析短管为什么会脱落？怎么处理？

腹膜透析短管与钛接头通过螺旋接头连接（图 11-3），连接处类似于水杯的"盖子"，连接处遵循国际惯例左紧右松，如果长时间不检查腹膜透析短管与钛接头连接的地方，螺旋接头处很容易出现脱落，如果因为连接不紧密出现腹膜透析短管与钛接头分离，细菌就很容易通过脱落处进入腹腔引起腹膜透析相关性腹膜炎。

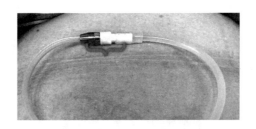

图 11 -3　钛接头与短管连接示意图

如果患者在家中发生腹膜透析短管与钛接头分离，请尽快用管路夹子夹闭腹膜透析内管近端，并用无菌敷料覆盖暴露的钛接头，不管腹腔内是否有腹膜透析液，也不要进行灌入或引流的换液操作，需要马上联系腹膜透析中心并前往进行消毒处理，更换一个新的短管，必要时接受抗生素治疗。

# 四、透出液异常的常见原因有哪些？怎么处理？

### 1. 导致透出液浑浊的常见原因有哪些？

正常情况下腹膜透析引流出来的透析液为清亮、淡黄色液体。特殊情况下，透出液会出现浑浊，在腹膜透析引流袋下面放上有字的报刊，通过引流袋观察可能看不清报刊上面的字。透出液浑浊常见于以下情况：

（1）腹腔感染所致的腹膜炎。

（2）乳糜性透析液等。

### 2. 关于乳糜性透出液

乳糜性透出液的病因尚不清楚，部分与摄入高动物蛋白或高脂肪食物有关。患者可能无明显的腹痛、发热等腹膜炎症状，透析液呈乳白色。一般无特殊治疗方法，通常不影响腹膜透析治疗，部分可经调整食谱后透出液转清，有时乳糜性透出液可自行消失。

### 3. 透出液中的白色絮状物是什么？ 怎么处理？

患者也许会在排出的透析液中看到小的白色絮状物，就像棉花纤维丝或黏液片，这就是"纤维蛋白"。这些絮状物是蛋白质相互黏合形成的小的凝结物。偶尔看见纤维蛋白是十分正常的。如果有大量的纤维蛋白可能发生堵管，需要在腹膜透析医生、护士的指导下使用肝素。

### 4. 为什么透出液呈红色？ 怎么办？

妇女在月经前 1 ~ 2 天可能排出红色的透析液，也可能是子宫、卵巢（排卵）出血，为正常生理现象。如果患者做了剧烈运动，或举过重物导致毛细血管破裂则透析液也会呈红色。处理办法：

（1）如果量少，呈浅粉红色，可无需特殊处理。

（2）如果量较多，可立即用 1 ~ 2 袋透析液进行腹腔快速冲洗（灌入常温的新鲜透析液，灌入后排出），观察透出液颜色是否逐渐变淡。

（3）如果透出液的颜色持续较红，或进行性加深，请联系腹膜透析中心并尽快就医。

## 五、腹膜透析液进出不畅的常见原因 有哪些？怎么处理？

### 1. 管路有无受压或扭曲？

（1）检查是否所有夹子还有旋钮开关都打开了。

（2）检查管路是否存在扭曲、压折及气泡。

（3）改变体位后观察是否引流有所改善。

（4）有无便秘情况，如果有，按医嘱服用缓泻药物。

### 2. 是否有纤维蛋白堵塞？

（1）灌入腹膜透析液时用力挤压入液袋。

（2）观察废液袋内是否有白色絮状纤维蛋白。

（3）在医生指导下向腹膜透析液中加入肝素。

### 3. 腹腔内导管是否移位？

1）透析管移位的临床表现为灌入无阻力而引流障碍，但当采取某一特殊体位时，有时可引流通畅。这需要靠 X 线检查确诊。

2）移位的主要原因可能为大网膜包裹、肠胀气或其他问题。

3）诊断明确后，可试用以下非手术方法使导管复位：

（1）服用泻药或灌肠促进肠蠕动。

（2）使用重力复位法。方法如下：

①下楼梯法：适用于体力较好者。乘电梯上到高层，然后从楼梯以脚后跟落地下楼，如此循环往复 5 次。

②踮脚法：适用于体力较弱者。患者穿平底鞋，双手叉腰，脚尖踮起后跟下蹬，如此反复做 100 下，休息会儿再做 100 下，循环做 5 次。以不劳累为宜。

③站立灌液法：灌液前排空膀胱，如患者站立灌液没有腹痛等不适，在灌入 500 mL 透析液后可适度加压灌注（用手按压透析液袋），同时可配合使用踮脚法。

④下蹲法：一旦发现引流不畅，如体力允许，可以采用连续下蹲的方式帮助导管复位。每天做 2 次，每次做 3~5 分钟。

4）若上述方法无法使导管复位，可以考虑手术复位。

## 六、腹膜透析液从导管出口处渗漏的常见原因有哪些？怎么处理及预防？

### 1. 腹膜透析液从导管出口处渗漏的原因有哪些？

腹膜透析液从导管出口处渗漏的原因如下：

（1）高危因素：糖尿病、腹部松弛、多产妇、肥胖、多次腹部手术史、长期使用激素的患者。

（2）导管出口处渗液常常发生在置管术后，腹膜透析置管后早期透析，由初始透析容量过大等原因引起。

（3）透析过程中腹内压不断增加，继而导致导管出口处渗液。

### 2. 腹膜透析液从出口处渗漏应该这样处理

腹膜透析置管术后，密切观察导管出口处，如果发现渗液，需要排空腹腔内透析液，暂停腹膜透析，更换导管出口处敷料，局部保持清洁、干燥，待出口处愈合后开始小剂量的尝试透析。

### 3. 预防腹膜透析液从出口处渗漏可以这样做

腹膜透析置管术前，评估患者肌酐、尿素氮等的毒素蓄积水平及相关电解质紊乱的情况，一般情况好的患者可以先封管暂停腹膜透析，待导管出口处愈合后开始腹膜透析；毒素蓄积严重或出现危急症状的患者置管术后从小剂量开始透析。避免长时间剧烈咳嗽、负重、屏气等增加腹部压力的动作，减少大容量腹膜透析液留腹时间。

## 七、腹膜透析连接系统出现漏液怎么办？

### 1. 双联系统管路漏液怎么办？

腹膜透析换液操作的过程中，按要求认真检查每一环节，在腹膜透析液进入腹腔前，需要再次确认双联系统的密闭性与安全性。如果发现双联系统管路漏液，需要关闭腹膜透析外接短管，马上暂停透析，重新更换一袋腹膜透析液进行换液，保留有质量问题的腹膜透析液袋，联系相关公司协调员或透析中心。

## 2. 连接短管闭合不良出现漏液怎么办？

在腹膜透析过程中，发现连接短管闭合不良，需要暂停透析，用管路夹子夹闭外接短管近端。不管腹腔是否有腹膜透析液，也请一定避免发生灌入和引流操作，联系腹膜透析中心并更换新的腹膜透析外接短管，重新学习短管旋钮开关的使用方法。如果是短管质量问题，保留有质量问题的连接短管，联系相关公司协调员或透析中心。

（蒲　俐）

第十二章

# 腹膜透析的非感染性并发症

## 一、患者在腹膜透析入液和排液过程中出现
## 腹痛或存在持续性腹痛是否正常？怎么办？

### 1. 腹膜透析入液和排液过程中出现的腹痛是否正常？

腹膜透析液灌入或排出时，如果出现腹部疼痛或痉挛，这可能是导管的尖端刺激腹腔内的周围组织所致。腹痛的发生与腹膜透析液酸碱度过低、透析液温度过高或过低、注入透析液时腹内压增高等因素有关。

### 2. 如何减轻腹膜透析入液和排液时的疼痛？

（1）透析初期应注意从小剂量开始，灌入速度宜慢。

（2）使用恒温箱加热腹膜透析液，温度控制在37℃左右，和人体温度接近，避免过冷或过热，根据患者自身对腹膜透析液温度高低的敏感度进行调节。

（3）引流透出液时，不用完全引流，可以增加留滞腹腔的透析液量，废液袋位置可以稍微抬高一点，减少重力的牵拉。

（4）透析时可通过腹膜透析短管总开关减慢进液及出液的速度

或降低入液袋高度。

（5）使用腹膜透析机透析，推荐采用潮式腹膜透析模式，避免过度引流。

（6）出现便秘等情况，使腹内压增加也会引起腹痛，故应避免使腹内压增加的行为。

### 3. 没有入液和排液的情况下出现持续性腹痛是否正常？

腹泻和便秘也可能导致腹部不适，但持续性的腹痛需要警惕腹膜炎的发生，因为腹痛可能是腹腔感染的征象，所以在没有灌入和引流的情况下，如果出现持续性腹痛则需要警惕，及时联系医务人员以便识别和排除感染。

## 二、便秘与腹泻对透析有什么影响？ 其原因是什么？怎么处理和预防？

### 1. 便秘与腹泻对透析有什么影响？

（1）一方面便秘和腹泻使肠蠕动异常影响腹膜透析导管位置，从而使腹膜透析导管移位、功能不良、引流障碍。

（2）另一方面长期便秘或腹泻使得细菌从肠道进入腹腔，继而引起腹膜炎。

### 2. 腹泻的常见原因是什么？

腹泻是指排便次数明显超过日常习惯的频率，粪便稀薄，水分增加，同时可伴有排便急迫感及腹部不适等症状。腹泻的常见原因有：

（1）饮食不规律，暴饮暴食，进食过夜、生冷或不洁食物。

（2）胃肠型感冒。

（3）营养不良，身体抵抗力下降。

### 3. 出现腹泻怎么办?

如果出现腹泻,需要与腹膜透析中心医护人员联系,进行相关化验与检查,查明病因,进行治疗。

(1) 感染性因素引起的腹泻,应在医生的指导下使用抗感染药物。

(2) 注意饮食卫生,选购食品一定要新鲜、质好,烹调时要烧熟、煮透,不食隔夜、生冷、辛辣食物。尽可能饮用自家烧开的水,注意手卫生,日常生活用品要经常消毒。

### 4. 便秘的常见原因是什么?

便秘主要是指粪便干结、排便困难或不尽感以及排便次数减少等症状,常见引起便秘的原因有:

(1) 腹膜透析患者置管术后因为疼痛而活动减少,肠蠕动减弱。

(2) 出现便意未能及时解便,不良的排便习惯。

(3) 粗纤维食物摄入较少。

(4) 心理压力过大,紧张、焦虑等不良情绪影响。

### 5. 这样做可以预防便秘

(1) 置管术后疼痛缓解后,每天进行适量运动。

(2) 养成良好的排便习惯,每日定时排便。

(3) 知晓饮食与排便的关系,多摄入富含膳食纤维的食物,如:芹菜、糙米、韭菜等。

(4) 正确地对待疾病,积极、乐观地配合治疗。

## 三、腹膜透析过程中为什么会出现气紧? 怎么办?

### 1. 哪些常见情况会引起气紧?

(1) 当体内水分过多,使得心肺超负荷运作,引起呼吸困难,患者可能会感到空气不够用，要长吸气，尤其是在夜间平躺时，会迫使自己坐起难以入睡。出现这种现象并不是偶然发生的，而是超负荷的容量已在体内蓄积了一段时间，如此下去，水肿会越来越严重，最后甚至可能导致心衰。此时应控制水分的摄入，量出为入，必要时遵医嘱应用高浓度透析液脱水，这时气紧症状会有所减轻，避免心衰这一恶性事件的发生。

（2）使用高浓度透析液可以增加脱水，为了增加超滤如果使用4.25%的腹膜透析液，引起大量超滤后，可能出现气紧。

（3）当胸膈瘘发生时，腹腔压力增高，腹膜透析液可以从腹腔进入胸膜腔，少量胸水没有症状，大量胸水会出现气紧，呼吸困难。

### 2．不小心将空气放入腹腔怎么处理和预防？

腹膜透析液灌入过程中如若不小心将空气放入腹腔，可以刺激神经并传到至肩部，可能会有腰背部、臀部及肩胛部疼痛不适，所以每次换液前，应确保排尽管路中的空气。如若空气进入腹腔，可以在放液时抬高臀部把气体排出来。

## 四、关于水肿，要注意哪些问题？

### 1．水肿有哪些表现？

轻度水肿仅发生于眼睑、眶下软组织、胫骨前、踝部皮下组织，指压后可出现组织轻度凹陷，平复较快。中度水肿全身疏松组织均有可见性水肿，指压后可出现明显的或较深的组织凹陷，平复缓慢。重度水肿全身组织严重水肿，身体低垂部皮肤紧张、发亮，甚至可有液体渗出，有时可伴有胸腔、腹腔、鞘膜腔积液。

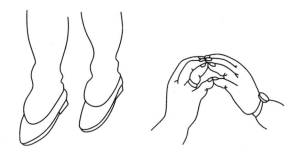

### 2. 水肿与血压的关系

身体里的液体越多，血管里的液体也就越多，从而导致血压升高。

### 3. 准确记录入量与出量

腹膜透析患者从刚进入透析开始就要保证自己的容量平衡，它是保证充分透析的一个关键部分。容量过多或过低都可能导致严重的心血管问题。为保持干体重，避免体内水分潴留，原则上应做到以下几点：

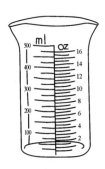

（1）掌握腹膜透析超滤量的计算方法。

（2）每天摄入总水量 = 前 1 天尿量 + 腹膜透析超滤量 + 500 mL。

（3）计算液体入量时不要忽略菜汤、水果、果汁等食物中的隐性含水量。

### 4. 出现水肿时应该怎么办？ 有哪些注意事项？

（1）做好水肿部位的皮肤护理：应保持皮肤清洁、干燥，清洗身体时勿过分用力，避免损伤皮肤。腋窝、腹股沟易潮湿、摩擦发红部位，可在皮肤清洗后穿着柔软、舒适的棉质衣物。高度水肿患者应卧床休息，限制活动，保持床单清洁、柔软、舒适，定时协助患者翻身，翻身时动作应轻柔，避免拖、拉、拽，防止水肿部位皮肤擦伤。阴囊水肿明显患者，宜选择平卧位或半卧位，两腿自然分开，避免水肿的阴囊受到挤压或摩擦，保持局部皮肤清洁，同时可以用吊带托起或者使用芒硝托起外敷（使用芒硝过程中应注意当芒硝变湿、变硬后应更换），大小便后及时清洁皮肤，保持清洁、干燥，擦洗动作轻柔。应避免使用热水袋，防止烫伤。

（2）正确限制饮水量：液体入量视水肿程度及尿量而定。

①若每天尿量达 1 000 mL，一般不需严格限水，但也不可过多饮水。

②若每天尿量 < 500 mL 或有严重水肿者需限制水的摄入，重者应量入为出，包括饮食、饮水、服药、输液等各种形式进入体内的水分。

（3）寻找水肿的原因：

①动态追踪每天饮水量、饮食中含水量和含钠量，评估皮肤水肿的程度和消长情况。

②避免进食腌制食品、罐头食品、火腿肠、酱油、味精等含盐量高的食物，可使用醋和柠檬等增进食欲。

③限制钠盐摄入，予以少盐饮食，以每天 2 ~ 3 g 为宜。

④自我监测最重要的是把腹膜透析日志记录好，日志里涉及容量管理的很多信息，如体重、血压、尿量、超滤量等，这些内容对于透析方案的调整和病情变化的观察至关重要，切莫忽视。

## 五、皮肤瘙痒的常见原因及处理方法有哪些?

### 1. 皮肤瘙痒的原因有哪些?

尿毒症患者常常伴有皮肤瘙痒，一些透析后的患者仍会有皮肤瘙痒的问题，主要原因如下:

（1）老年人体内固有水分以及细胞中的水分逐渐减少，出现慢性生理性失水现象，引起皮肤干燥，皮肤易受环境冷热变化刺激，导致皮肤瘙痒。部分患者喜欢用很烫的热水洗澡以及洗澡次数过于频繁，再加上使用碱性强的肥皂，使皮肤失去皮脂的滋润而导致皮肤瘙痒。

（2）腹膜透析患者出现血磷过高刺激皮肤导致皮肤瘙痒。

（3）透析不充分，毒素刺激皮肤导致皮肤瘙痒。

（4）慢性湿疹也会导致皮肤瘙痒的发生。

### 2. 皮肤瘙痒如何护理?

（1）减少高磷食物的摄入，如:坚果、海鲜、奶。

（2）遵医嘱服用磷结合剂，如碳酸镧，来降低血磷。

（3）保持皮肤清洁，瘙痒时应尽量避免挠抓，以免破皮引发感染。

（4）不要使用香味太浓的香皂或高强度的清洁剂，以免刺激皮肤。

（5）在淋浴后适度使用润肤品可能会有帮助，但千万不要把润肤品涂抹在导管出口处。

（6）透析不充分引起的皮肤瘙痒，应与腹膜透析中心联系，在医生的指导下进行腹膜透析处方的调整，达到充分透析的效果。

# 六、什么是不宁腿？出现不宁腿应该怎么办？

## 1. 什么是不宁腿？

肾脏衰竭或透析不充分都会引起腿部抽筋或不宁腿。患者的腿部会感到刺痛、发麻和疼痛，还可能会不宁静，双足"发热"。

## 2. 出现不宁腿应该怎么办？

长透析龄、高血钙及高血磷是腹膜透析患者发生不宁腿的危险因素。因此，在腹膜透析治疗过程中应及时纠正钙、磷代谢紊乱，从而减少不宁腿的发生，改善患者不宁腿的症状。

# 七、如何处理和预防疝气？

## 1. 什么是疝气？ 引起疝气的常见原因有哪些？

疝气的症状是下腹部局部突出，这一般是肠管突出腹壁所致。腹膜透析时不断灌入腹腔内的透析液所增加的腹内压是并发疝气的主要原因，腹腔内每增加 1 000 mL 液体，平卧位时腹内压将增加 2 ~ 3 cm $H_2O$[①]。同时，慢性肾功能不全患者，随着透析时间的延长，伴随着患者腹部肌肉的不断萎缩，并发疝气的概率不断增加。

引起疝气的常见原因如下：

（1）腹壁薄弱、腹直肌前鞘缝合不紧密，腹膜透析时腹内压升高。

（2）站立位、大容量透析液以及高渗腹膜透析液的使用。

———————————

① 　1 cm$H_2O$ = 0.098 kPa。

（3）营养状况差，切口愈合不良。

（4）腹膜透析置管术后长时间咳嗽、负重、屏气等增加腹内压的动作。

### 2. 如何预防疝气？

应避免剧烈运动、便秘、用力咳嗽、打喷嚏、提重物等增加腹内压的动作。

### 3. 如何治疗疝气？

腹膜透析并发腹壁疝患者应及早进行外科干预，目前通常采用无张力"修补"腹壁肌肉。

### 4. 腹壁疝修补术后还可以进行腹膜透析吗？

（1）术后腹腔的完整性遭到破坏，通常采用中心静脉置管行临时血液透析作为腹壁疝修补术后过渡期透析方案，但存在增加感染风险。

（2）腹膜透析作为腹壁疝修补术后过渡期透析方式是可行的，可采用小剂量多频次透析模式，保障透析充分性，同时降低腹内压力。

如条件允许，推荐采用自动化腹膜透析作为腹壁疝修补术后过渡的透析方式，在保证透析充分性的同时，有效避免临时中心静脉插管并发症。

## 八、出现腹部或阴囊漏液时有什么<br>表现？如何护理？

当腹膜透析液从腹腔漏入组织时称为"渗漏"。如果患者发现阴部组织、阴茎、阴囊或阴道肿胀，说明腹腔内的液体可能渗漏到这些组织中，请立即与腹膜透析中心联系。

护理方案如下：暂停腹膜透析，卧床并抬高患处，观察数日再小剂量透析，如果患者临床症状严重必须透析，可改为临时血液透析或采用低剂量卧床透析。

# 九、关于贫血，要注意哪些问题？

### 1. 什么是肾性贫血？

肾性贫血是指肾脏功能受损后造成促红细胞生成素的产生相对或绝对不足，以及尿毒症患者血浆中的一些毒性物质干扰红细胞的生成代谢而导致的贫血。

### 2. 贫血的表现有哪些？

贫血的程度常与肾功能减退的程度相关，外在表现常有面色苍白、眼结膜苍白、唇甲苍白无光泽，感到疲乏、乏力，以及认知功能下降等症状。长期贫血又会导致患者心血管病变。

### 3. 引起贫血的原因有哪些？

（1）红细胞生成减少：促红细胞生成素绝对减少是导致肾性贫血最重要的因素。铁是影响红细胞生成最重要的元素，铁摄入减少以及铁丢失增多，导致红细胞合成不足。其他因素还有红细胞生成抑制因子作用、机体对促红细胞生成素反应性降低、维生素缺乏、微量元素失衡等。

（2）红细胞寿命缩短、破坏过多：常见因素有尿毒症毒素作用、内分泌激素作用、红细胞脆性增加及脾功能亢进等。

（3）红细胞丢失增加：慢性失血，胃肠道糜烂渗血、消化道溃疡出血等。血液透析患者贫血可能还与透析过程中血液丢失有关。

### 4. 肾性贫血应做哪些检查?

肾性贫血患者常见临床检查如下:

(1) 血红蛋白、血细胞比容(Hct)及红细胞(RBC)参数。

(2) 转铁蛋白饱和度($T_s$)、铁蛋白、总铁结合率、血清铁。

(3) 网织红细胞计数。

(4) C反应蛋白(CRP)。

(5) 甲状旁腺激素。

(6) 大便隐血。

### 5. 出现贫血应该怎么办?

早期治疗贫血能够改善透析者的症状,应注意以下内容:

(1) 重组人红细胞生成素是目前治疗贫血最有效的方法之一,它的使用途径可以是皮下注射,也可以是静脉注射。

(2) 使用重组人红细胞生成素需要同时补充铁剂和叶酸。铁剂和叶酸也是人体骨髓造血的必要原料。

(3) 只有在重度贫血(血红蛋白 < 60 g/L)、危及生命时才输血。虽然输血可以提高机体的携氧能力,改善贫血患者的缺氧状况,但在病情允许的情况下,应尽量避免输血,以减少输血带来的风险。

(4) 患者在生活中注意食用一些改善贫血的富含维生素 C 的食物,如蛋类、鱼类、瘦肉类、新鲜的水果和绿色蔬菜等。

### 6. 促红细胞生成素怎么储存?

制剂需在冷藏室保存,保存于 2 ~ 8℃温度中,以免环境过冷或过热导致药液变质失效。

### 7. 促红细胞生成需要长期注射吗?

患者肾脏功能受损后造成促红细胞生成素的产生相对或绝对不

足，需要外源性补充促红细胞生成素，每 1 ~ 3 个月定期检测血常规，观察血红蛋白的水平。腹膜透析患者需要定期注射促红细胞生成素，注射的频率及量依据血红蛋白的水平而定。

# 十、关于胸腹瘘，有哪些值得注意的问题？

### 1. 胸腹瘘产生的原因有哪些？

胸腹瘘是腹膜透析患者少见但严重的并发症之一，可能的致病机制包括先天性横膈发育异常、淋巴引流和胸腹腔压力梯度。维持性腹膜透析患者出现胸腹瘘，半数需改为血液透析。因此，及时、准确地诊断胸腹瘘有重要意义。

### 2. 胸腹瘘有哪些临床表现？

胸腹瘘可发生于腹膜透析的各个时期，多表现为短时间内出现咳嗽、胸闷、气短，夜间不能平卧；渐进性出现胸闷、气短，伴有呼吸困难等不适；腹膜透析过程中突然出现不明原因的胸痛，伴腹膜透析超滤量减少，但也有约 25% 的患者无明显临床症状。查体多发现一侧呼吸音减低、叩诊为浊音，甚至出现颈静脉怒张、气管向一侧偏移、心率增快、心律失常，严重者出现发绀、低氧血症。出现上述症状，多考虑胸腹瘘。

### 3. 如何确诊胸腹瘘？

（1）胸水生化成分鉴定：胸腹瘘患者胸腔穿刺放出的液体也一般呈漏出液。还有多种可溶性指标有助于诊断胸腹瘘，如胸水胆固醇浓度、甘油三酯浓度、pH 值、淀粉酶、血清－胸腔积液白蛋白梯度等。

（2）腹腔亚甲蓝注入法：敏感度低，但操作简单，创伤小，费用低。一般腹腔注入一定剂量的亚甲蓝，留腹 6 小时后观察胸腔引流液颜色，如为蓝色或淡蓝色，则可确诊。

（3）胸部 X 线平片：疑似患者应行直立和侧卧位胸片。最简单易行的观察办法是患者夜间干腹，晨起再次行胸部 X 线片检查，观察胸腔引流液是否减少，从而协助诊断胸腹瘘。

（4）CT 和磁共振成像（MRI）：CT 横断面检查（CTS），可避免 X 线观察下的结构重叠，且不同 CT 值对积液性质判断有重要意义。

（5）放射性核素显像检查：核素显像有较高的敏感度（40% ~ 50%），且安全、无创、操作简单，是诊断胸腹瘘的有效方法之一。

### 4. 如何治疗胸腹瘘？

胸腹瘘是腹膜透析的严重并发症之一，一旦发现，需要紧急处理。临床常见治疗包括：

（1）纠正心力衰竭：给予强心、利尿、扩血管等对症支持治疗。

（2）反复胸腔穿刺抽胸水或者行胸腔置管引流，促进肺复张。

（3）暂停持续性不卧床腹膜透析，改行间断性腹膜透析，透析时取坐位或站立位，减少每次灌入透析液量，降低腹腔内压；或小剂量递增式腹膜透析。

（4）瘘修补术：开胸瘘修补术可采用腹腔注气、注液的方法观察破裂部位，从而进行修补，但本法创伤大，对呼吸循环功能有一定的影响，基础状况较差的患者难以耐受，而且对于术中难以发现的细小缺损效果欠佳。

（5）处理并发症：纠正贫血，改善营养状况，促进瘘口愈合。

（蒲　俐）

第十三章
# 腹膜透析的感染性并发症

## 一、什么是腹膜炎？引起腹膜炎的原因有哪些？

### 1. **什么是腹膜炎？**

腹膜炎是由接触污染、胃肠道炎症、导管相关感染等原因造成病原体侵入腹腔引起的腹腔内急性感染性炎症，是腹膜透析一个严重的并发症（视频 13－1）。在透析过程中，腹膜炎大多是可以避免的，即使发生腹膜炎，如果早发现、早治疗，大多数也是可以治愈的。

病原体

扫描二维码，可观看视频

视频 13－1

## 2. 引起腹膜炎的常见原因如下

细菌可以通过以下几种方式进入腹腔，需要知道细菌进入腹腔的所有途径，以预防感染。

（1）洗手不规范：换液操作时手上的细菌有可能进入管路或者在管路周围生长。请一定用肥皂和清水彻底洗净双手。

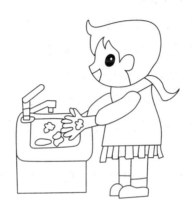

（2）触摸了无菌连接装置：当触摸了管路系统中任何无菌装置（前文介绍了哪些透析用品必须保持无菌），细菌会侵入腹腔。

（3）没戴口罩：换液操作时通过呼吸、咳嗽和打喷嚏，鼻腔和口腔中的细菌都可能进入管路。故切记，每次换液时都必须戴上口罩。

（4）导管出口感染：出口部位的感染可以顺着导管潜入腹腔。定期正确地护理出口对预防感染非常重要。

（5）腹膜透析液或透析管路破损：换液操作前一定要按要求认真检查腹膜透析液，如果腹膜透析液或透析管路破损，细菌也能进入腹腔。

（6）腹泻或便秘：当患者腹泻或便秘时，细菌可能从肠道进入腹腔，引起腹膜炎。口腔护理不好或呼吸道感染也是感染来源。

# 二、腹膜炎会产生什么影响？怎么判断是否得了腹膜炎？

### 1. 腹膜炎会产生什么影响？

（1）腹膜炎会损伤腹膜的微细结构，导致腹膜功能的改变，使得经过腹膜的液体和毒素滤过减少，导致透析效率降低，甚至可能导致腹膜清除功能衰竭而退出腹膜透析治疗。

（2）腹膜炎会导致大量蛋白质从腹腔丢失，引起严重营养不良。

（3）腹膜炎可能引起腹膜粘连、堵管、残存肾功能下降等，影响腹膜透析效果。

（4）如果腹膜炎不能得到有效控制，可能导致腹腔脓肿、败血症等，甚至危及生命。

### 2. 怎么判断是否得了腹膜炎？

腹膜炎有5种症状，有时表现为1种或多种。必须了解腹膜炎出现的所有症状，才能早期识别腹膜炎。

（1）发热：发热通常是身体存在感染的征象，部分腹膜炎患者会有体温升高，少数患者会表现为寒战。但腹膜炎患者并不一定有发热。

（2）恶心、呕吐：透析不充分等多种原因可能引起恶心、呕吐，但恶心、呕吐也是腹膜炎的症状。

（3）腹痛：腹痛可能预示着腹膜炎。腹膜炎相关性疼痛可能是轻度不适，也可能是严重的腹部痉挛。疼痛可能发生在腹腔局部，也有可能是全腹疼痛。

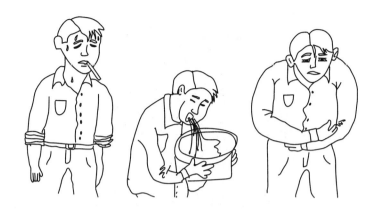

（4）透出液浑浊：每次换液结束都需要检查排出的透析液。正常情况下可以通过腹膜透析液袋子看到印在上面的字，如果字迹看不清楚，说明透析液是浑浊的。透出液浑浊是腹膜炎早期表现之一，不能确诊腹膜炎。

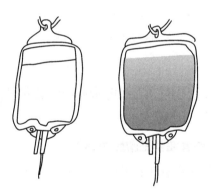

（5）超滤下降：当发生腹膜炎时，超滤减少是腹膜炎的症状之一。

（6）腹泻：多种原因可能引起腹泻，当发生腹膜炎时会出现腹泻，腹泻也可能引起腹膜炎。

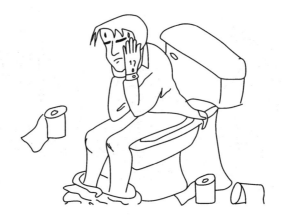

### 3．腹膜炎的诊断标准是什么？

当腹膜透析患者具备以下 3 项中的 2 项或以上可诊断腹膜炎：

（1）腹痛、腹水浑浊，伴或不伴发热。

（2）透出液中白细胞计数 $>100 \times 10^6/\text{L}$，中性粒细胞比例 $>50\%$。

（3）透出液培养出病原微生物。

## 三、发现透出液浑浊或腹痛一定是腹膜炎吗？

### 1．发现透出液浑浊就是腹膜炎吗？

透出液浑浊不一定意味着发生了腹膜炎。以下情况会导致透出液浑浊：

（1）喝肉汤后。

（2）对导管敏感。

（3）乳糜性腹水。

（4）腹腔内恶性肿瘤。

### 2．有腹痛就是腹膜炎吗？

有腹痛也不一定是腹膜炎，以下情况均可引起腹痛：

（1）透析液温度过高或过低。

（2）高渗性透析液。

（3）透析液 pH 值不合适。

（4）灌入量过多或进入空气过多。

（5）导管移位刺激等。

## 四、怀疑自己有腹膜炎，在家应该怎么办？

如果出现腹膜炎 5 种症状的任何一种情况，应高度警惕是否发生腹膜炎，不要等待，立即联系腹膜透析中心前往救治，带上第一袋浑浊的透出液前往医院进行化验。

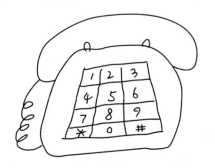

## 五、腹膜炎会导致哪些问题？

### 1. 腹膜炎引起超滤减少怎么办？

当出现腹膜炎并发超滤减少时，根据病情遵医嘱调整腹膜透析时间，增加透析浓度或剂量，必要时加用一些改善腹膜微循环的药物。

### 2. 腹膜炎不治疗会出现怎样的后果？

腹膜炎属于感染性疾病，是一种急症，确诊后遵医嘱用药，使用数周的抗生素可解决感染。如果不治疗后果会非常严重，腹膜炎会持续不愈，导致腹膜硬化，严重时危及生命，无法继续腹膜透析治疗。

### 3. 腹膜炎会引起哪些其他相关并发症？

（1）低蛋白血症：由于腹膜炎导致大量蛋白丢失，低蛋白血症可引起机体抵抗力下降，增加全身感染的机会，同时会导致水肿的发生。

（2）硬化性腹膜炎：反复发生顽固性的腹膜炎，导致腹膜变厚，腹膜功能下降，液体和溶质交换发生障碍，影响腹膜透析超滤。

（3）腹膜粘连：蛋白渗出后容易发生粘连，多为金黄色葡萄球菌感染和肠源性腹膜炎的结果。

（4）肠梗阻：腹膜粘连后容易导致肠梗阻，表现为腹胀、呕吐。

## 六、怎么预防腹膜炎？

（1）腹膜透析置管术前：术前对患者进行宣教，告知患者避免发生腹膜炎的重要性。

（1）腹膜透析换液操作严格执行无菌操作，按要求检查腹膜透析液，保证透析液质量。

（2）换液操作在符合要求的环境中进行，操作过程不使用空调、风扇，不接听电话。

（3）按要求进行腹膜透析导管出口处护理（前文已详细讲述了出口护理要求），避免导管出口处感染引起腹膜炎。

（4）不饲养宠物，因为大多数动物都是带菌的，很容易传染疾病。

（5）密切关注排便情况。适当运动，进食富含高纤维的食物，保持大便通畅，防止便秘。如有便秘，给予缓泻剂或灌肠。防止腹泻的发生，如有腹泻立即治疗。

# 七、关于导管出口处感染，有哪些
# 值得注意的问题？

### 1. 什么是导管出口处感染？

导管出口处感染是出口处周围皮肤未保持干燥、软组织损伤以及细菌定植所导致，金黄色葡萄球菌和铜绿假单胞菌是最常见且最严重的致病菌。

### 2. 导管出口处感染有哪些表现？ 有分泌物或渗血就是感染吗？

其表现为：皮肤发红、肿胀、疼痛、有脓性分泌物。

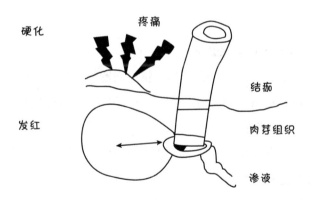

如果导管出口处有脓性分泌物即可以确定为感染，按感染出口护理；导管出口处有浆液性分泌物为可疑感染，需加强换药，继续观察。

导管出口处有渗血不是感染。机械性的牵拉容易导致出口处渗血，将管路固定妥善，避免牵拉。

### 3. 导管出口处感染了怎么办？

发现出口处感染时，需做分泌物涂片和培养以指导临床用药，加强局部护理和使用抗生素乳膏进行局部护理。

（1）感染时应每日至少换药 1 次，注意无菌操作，动作轻柔。

（2）保持外出口的干燥。

（3）覆盖敷料，固定好导管。

# 八、关于导管相关性感染，有哪些值得注意的问题？

### 1. 什么是隧道炎？

隧道炎即隧道感染，是发生于皮下隧道周围软组织的炎症，伴发于出口处感染，很少单独发生。

### 2. 隧道炎有哪些表现？

（1）早期较隐匿，仅有低热、隧道周围组织硬结、疼痛。

（2）可能形成脓肿，出现红、肿、热、痛，触之有波动感，可伴有高热等全身症状。

（3）金黄色葡萄球菌和铜绿假单胞菌导致的出口处感染常伴有同种细菌引起的隧道感染。

（4）隧道超声检查有助于评估隧道感染范围和疗效，为选择治疗方案提供依据。

### 3. 得了隧道炎怎么办？

一旦得了隧道炎就应该立即处理，否则容易造成腹膜炎。严重者需要拔除腹膜透析导管，终止腹膜透析。隧道炎应给予以下治疗：

（1）局部处理：用生理盐水、碘伏清洗伤口，感染处遵医嘱使用抗生素，每天换药 1~2 次。

（2）全身用药：感染处取分泌物做培养，同时给予抗感染药物治疗，待培养结果出来后，根据药物敏感性实验选择针对性药物继续治疗。

（3）拔除导管：经上述处理无效者，应考虑拔管。

### 4. 怎么预防导管相关性感染？

（1）腹膜透析置管术前：术前告知患者避免发生导管相关感染的重要性。

（2）确定理想的出口位置：建议隧道出口方向向下，出口为圆形，出口处组织应紧贴管壁周围，避免缝合出口处组织。皮下涤纶套应置于距离出口 2~3 cm 处。

（3）置管术后应保持出口处干燥无菌直至完全愈合，期间避免淋浴和盆浴。

（4）按无菌操作技术要求护理导管出口处，避免引起感染。

（5）保持腹膜透析导管固定，避免牵拉和损伤出口处。

（周雪丽）

第十四章

# 血压管理

## 一、什么是高血压？高血压对腹膜透析患者有危害吗？怎么监测血压？

### 1. 什么是高血压？

高血压是指以体循环动脉血压增高为主要特征（收缩压≥140 mmHg，舒张压≥90 mmHg），可伴有心、脑、肾、眼等器官的功能或器质性损害的临床综合征。高血压是最常见的慢性病，也是心脑血管病最主要的危险因素。

### 2. 高血压对腹膜透析患者有危害吗？

当然有损害。

（1）高血压表现为血压的升高，对全身许多重要器官都有损害，比如肾脏、脑和全身的大血管等。

（2）长期高血压的存在会对腹膜透析患者残余肾功能造成进一步损害，给健康带来极大的危害。

（3）高血压是导致心衰、脑卒中、眼底出血的重要因素，影响腹膜透析患者的预后和生活质量。

### 3. 监测血压重要吗？

当然重要。血压是人体生命体征重要指标之一，血压的升高或降低直接影响各脏器的功能，所以要密切监测血压变化。

# 二、腹膜透析患者为什么需要每天监测血压？有何意义？

### 1. 腹膜透析患者为什么需要每天监测血压？

血压和体内液体容量有密切关系：腹膜透析患者体内液体过多，特别是血管内血容量增加时，意味着心脏需要加倍工作以输送血液到全身，会引起血压升高；腹膜透析患者体内液体减少，比如大量失血、严重腹泻、心脏功能减弱时，会引起低血压。

### 2. 腹膜透析患者每天监测血压的意义

（1）通过监测血压，可以及时发现血压的异常。

（2）对于腹膜透析患者来说，监测血压是观察体内液体平衡的一种方法。

（3）如果短时间内血压明显升高，可能说明患者身体内的液体过多。

（4）血压明显升高，检查近期是否食钠盐过多、精神紧张、未按时服用降压药、降压药剂量不够等。

（5）发现血压过低，需及时寻找低血压原因，避免脱水等严重并发症的发生。

# 三、使用血压计需要注意哪些问题？

## 1. 血压计有哪几种？

常用血压计：水银血压计、电子血压计。现在有很多家庭使用电子血压计测血压，建议选择适当的电子血压计，并经常校对电子血压计测出来的血压是否准确。

## 2. 水银血压计怎么使用？

1）关于水银血压计：水银血压计是用来测量血压的仪器，包括缠在手臂上的袖带、挤压空气的塑料球囊及压力表。使用时应先将空气打入袖带内，使袖带紧紧地绑住手臂，使血液暂时中断，然后再放掉袖带内的空气，血流又重新恢复。

2）关于听诊器：听诊器可让患者听见血流的声音，使用时可将听诊器的金属圆盘一端放在手臂上，另一端置于耳中。在腹膜透析中心，护士将教会患者如何自己量血压。

3）关于收缩压：收缩压是心脏收缩泵血至外周，血液对血管壁产生的最大力。在用血压计测血压时，当患者放掉袖带空气时，一般听到的第一个声音时的血压就是收缩压。

4）关于舒张压：舒张压是心脏在搏动间期对血管产生的最小力，当患者放掉袖带中的空气时，一般听到的最后一个声音时的血压就是舒张压。

5）水银血压计测量血压操作步骤如下：

（1）采取舒适的体位平躺，放松手臂，测量血压的手臂要脱掉衣服。

（2）找到脉搏，把两个手指放在肘部的内侧直到能感觉到脉搏的搏动。

（3）将听诊器的袖带部分牢牢缠在手臂上，确保听诊器的圆头放在肘部的弯曲处，在此处可以找到脉搏。

（4）把听诊器的听诊端置于耳中。必要时调整听诊器圆头位置，以清晰听见脉搏声。

（5）转动旋钮，关掉血压表旁的阀门。开始用另一只手挤压球囊，缓慢地把气体压到袖带里，袖带会让手臂感觉紧绷。

（6）注视压力表。当压力表数字显示超过200 mmHg时，停止挤压球囊。

（7）同时需要关注的3件事：

①慢慢地转动球囊上的旋钮以打开阀门，这会使袖带内的气体压力下降。

②注意观察压力表。

③通过听诊器听脉搏。

（8）听到第一声，读出血压表上的数字，这就是收缩压。

（9）继续慢慢地旋转旋钮，注意压力并仔细聆听，直到听不到脉搏的搏动声为止，听到的最后一声提示舒张压。

（10）记录下这2个数字：

①收缩压（听到的第一个声音）。

②舒张压（听到的最后一个声音）。

（11）测量血压后，应将血压计向储水银瓶一侧倾斜45°，待水银完全回流后关闭储水银瓶的开关，以免水银漏出（图14-1）。

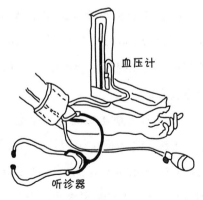

图14-1 水银血压计监测

*152*　　　　　　　　　　　　　　华西专家告诉你：腹膜透析的自我管理

### 3. 使用电子血压计测血压的方法

（1）用电子血压计测量血压时（图14-2），袖带位置必须和心脏的高度一样。

（2）坐姿端正。

（3）只有正确的测量方法才能得到准确的数值，电子血压计测量血压操作示意图如下：

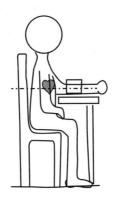

图14-2　电子血压计监测

### 4. 监测和测量血压需要注意哪些问题？

（1）在居家治疗日志本上认真记录测得的血压，例如：记录血压"120/80 mmHg"，"120"（mmHg）为收缩压，"80"（mmHg）为舒张压。随访时医生会根据血压记录评估患者的一般情况，必要时改变透析方案。

（2）人的血压每时每刻都会因内、外因素而变化，只有在相同条件下测量才有意义。因此，尽可能在相同的条件下测量，每天采用同样时间（如每天起床后、服用降压药后2小时、晚上睡觉前等时间点）、同一体位测量血压，用同一个测量部位、同一个血压计，才能得到具有可比性的血压值。即：一定时间、二定体位、三定部位、四定血压计。

（3）测量血压应在以下状态下进行

①测量前应该保持安静状态。

②测量中身心放轻松。

③测量中手掌向上，身体和手不要随意摆动，避免说话。

④运动后、进食后、酒后、刚喝过咖啡或茶、刚抽过烟、有尿意时等不宜测血压，因为会得到不准确的血压值。

⑤发现自己在家中测量的血压值和在医院测得的血压值相差大，应该将患者的血压计带到腹膜透析中心核对其准确性。

（4）如果血压计有问题，无论是水银血压计还是电子血压计都需及时请专业人员维修，擅自修理易导致误差，影响对患者健康状况的判断。

（5）血压计应水平放置在平稳、牢固的地方，环境温度 -20℃ ~ 30℃，相关湿度≤80%。

# 四、高血压的症状、体征和常见原因
## 是什么？如何治疗？

### 1．血压过高的症状和体征是什么？

（1）无症状。

（2）头痛、头晕，恶心、呕吐，视物模糊，体重增加，气短，水肿等。

（3）体重增加、水肿、心衰。

### 2．腹膜透析患者发生高血压可能的原因是什么呢？

持续性不卧床腹膜透析患者发生高血压的概率为 50% ~ 60%，一般为中重度高血压。其原因主要有：

（1）腹膜超滤功能及残余肾功能减退：在腹膜透析初期 2～3 年，大部分腹膜透析患者血压控制平稳，但随后发生的残余肾功能下降及腹膜超滤功能下降，是血压控制不理想的主要原因。

（2）肾素－血管紧张素－醛固酮系统的激活：腹膜透析患者通过透析排钠排水，有时并不能有效降低血压，反而容易加重高血压，这是由于低血容量诱导肾素－血管紧张素－醛固酮系统激活，引起血管收缩而导致高血压。

（3）基因重组人促红细胞生成素（简称"促红素"）的使用：

①促红素虽然可明显改善贫血，但也可引起高血压，原因一般认为是通过增加血细胞比容，从而增加全血黏度引起。

②促红素也可使血醛固醇水平明显升高，并可促进血管内皮细胞增殖及局部内皮素的合成，从而导致血压高。

（4）其他原因：

①摄入太多的盐，或是吃太咸的食物，导致血液中盐分太多，使口渴感增加，以及血液中液体太多。

②过量液体摄入，体重增加，精神紧张。

③没有按医嘱服用降压药物，透析液使用不恰当。

④合并甲状腺功能亢进、贫血及一些其他基础疾病，都可以引起高血压。

### 3. 腹膜透析患者合并高血压应该怎么办？

（1）设定目标血压：腹膜透析患者目标血压控制在 120～140/60～90 mmHg，控制血压达标时间为 2～4 周，达标则维持。

（2）寻找病因，治疗原发病：腹膜透析患者高血压的发病原因多种多样，发病机制也比较复杂。应注意寻找患者高血压发生的原因，如是否有糖尿病、肾血管性疾病等原发病，透析是否充分，腹膜转运特性是否改变，残余肾功能如何等。如有原发病，首先要针对原发病进行治疗，然后再做进一步治疗。

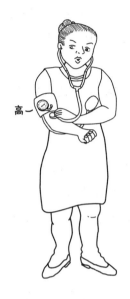

（3）药物治疗：腹膜透析患者降压药的使用与一般高血压稍有不同，因患者水钠潴留会影响降压药的作用效果，持续性不卧床腹膜透析患者首先要注意超滤量。同时，使用降压药物时应注意残余肾功能的保护。降压药物使用的基本原则：

①小剂量起始。

②合理联合用药。

③优选长效药物。

④个体化治疗。

（4）加强超滤：

①腹膜透析患者血压高常见的类型为容量依赖性，与水钠潴留有密切关系，因而透析初期部分患者的血压可恢复正常。

②随着透析滤过量的减低，腹膜转运性改变多，易出现高血压，此时应加强超滤，可增加高渗透析液交换次数，缩短腹膜透析液留腹时间等。

③短期内血压过高、体重增加、水摄入太多，可以遵医嘱使用 2.5% 或 4.5% 的腹膜透析液清除体内过多的液体，达到目标体重。

④持续高血压需要及时与腹膜透析中心医务人员联系，通过降压药调节血压。

（5）限制水盐摄入：低盐低脂饮食。每天钠盐摄入量为 3～6 g，并合理限制水的摄入。

（6）非药物治疗：

①控制体重：避免体重过低或肥胖。

②适当运动：患者在可耐受的情况下可以适量运动。

③合理饮食：减少饱和脂肪酸及总脂肪摄入量。

④戒烟、戒酒。

# 五、低血压是什么？其常见原因和症状<br>是什么？如何治疗？

### 1. 什么是低血压？

低血压是指体循环动脉压力低于正常的状态。国内通用的低血压诊断标准是：收缩压小于 90 mmHg，或者是舒张压小于 60 mmHg。

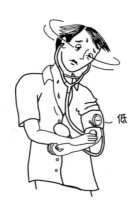

### 2. 腹膜透析患者发生低血压的常见原因是什么？

（1）高渗性透析液：由于高渗性透析液的使用，可引起体内液体骤减，出现低血压，尤其在老年人较常见。部分低蛋白血症患者甚至在等渗透析液使用时也能超滤出大量液体，出现明显的低血压。

（2）低蛋白水肿的患者：有效血容量不足，更易出现低血压。低转运患者由于溶质转运速度较慢，脱水效果好，且由于毒素清除不充分，导致患者出现消化系统症状，饮食摄入减少，也容易导致患者出现低血压。

（3）其他原因：低血容量、充血性心衰、降压药物过量、出汗过多或腹泻、呕吐，这些都会导致低血压。感染、心脏基础疾病等也会引起低血压。

### 3. 低血压者可出现什么症状？

低血压患者会感到：疲乏、虚弱、头晕、眩晕、黑矇、意识模糊。有的会出现活动耐力下降、视物模糊，腿部抽筋、出汗。严重时意识丧失、晕厥、死亡。低血压会引起重要脏器的灌注不足，从而引起相应脏器的病变，心脑血管系统疾病如缺血性心肌病、冠心病、脑梗死，消化系统疾病如缺血性肠病、血栓，神经精神方面疾病如抑郁、痴呆等，另外会加速残余肾功能的丢失。

### 4. 血压过低应该怎么治疗呢？

（1）对于容量不足引起的低血压：

①正确估计"干体重"。

②避免不适当地选用高糖、高渗透析液，选用1.5%浓度的腹膜透析液。

③将透析液在腹腔内停留时间延长。

④必要时给予静脉或口服补液。

（2）对于心衰引起的低血压：

①减负荷。

②改善心肌供血。

（3）关于服用降压药的患者：如果血压非常低且正在服降压药，也许会昏倒或摔倒，应及时停止降压药，并与医护人员取得联系。在补充足够循环血容量基础上，如果仍出现低血压，可根据情况酌情使用血管活性药。

（4）关于感觉眩晕的患者：如果感觉眩晕，应及时测量血压，一旦测出血压过低，可立即饮用盐水；避免激烈运动，不要迅速地坐下或站起来；缓缓地改变体位，以防眩晕加剧以致摔倒。

（5）关于脱水过多的患者：出现低血压时需要减少 2.5% 和 4.5% 浓度透析液的用量，减少透析次数或停止透析，补充血容量，提高胶体渗透压或通过多饮水来增加体重，而不是盲目继续使用血管活性药。

（张　娥）

第十五章
# 糖尿病与血糖管理

## 一、糖尿病的临床表现及发生糖尿病的
## 危险因素有哪些?

### 1. 出现哪些症状高度怀疑患有糖尿病?

糖尿病的典型症状:"三多一少"即多尿、多饮、多食和消瘦(体重下降)。如果出现下面的部分或全部症状则高度怀疑患有糖尿病:口渴、食欲增加、疲乏加重、体重下降、多尿(肾功能下降时可不明显)、视物模糊、皮肤瘙痒(肾功能下降时由于已经出现皮肤瘙痒而可能不被注意)、伤口愈合缓慢。注意部分患者即使血糖很高也可不出现上述任何症状,需要进行空腹及餐后 2 小时血糖检测,可以明确诊断。

### 2. 发生糖尿病的危险因素有哪些?

(1)糖尿病家族史:父母、兄弟姐妹或其他有血缘关系者有糖尿病。

(2)肥胖者。

(3)年龄 >40 岁。

(4)出生时体重小于 2.5 kg。

（5）曾经有过高血糖或尿糖阳性者。

（6）分娩出巨大婴儿的妇女。

# 二、糖尿病有几种类型？不同类型的
# 糖尿病如何处理？

### 1. 糖尿病有几种类型？

目前按病因将糖尿病分为 1 型糖尿病、2 型糖尿病、特殊类型糖尿病和妊娠期糖尿病 4 个主要类型。

### 2. 什么是 1 型糖尿病？

1 型糖尿病：胰腺分泌胰岛素太少或不分泌，称为"胰岛素依赖型糖尿病"。这型糖尿病进展迅速，出现难以解释的体重下降，通常发生于儿童或年龄小于 30 岁的青年。

### 3. 患了 1 型糖尿病应该这样做

（1）控制饮食。

（2）运动。

（3）注射胰岛素。

### 4. 什么是 2 型糖尿病？

2 型糖尿病：身体不能正常利用胰腺产生的胰岛素，称为"非胰岛素依赖型糖尿病"。这型糖尿病进展缓慢，大部分发生于年龄大于 30 岁、肥胖的成人。

### 5. 患了 2 型糖尿病应该这样做

（1）控制饮食。

（2）运动。

（3）服用降糖药和（或）注射胰岛素。

# 三、关于糖尿病的监测，有哪些值得注意的问题？

### 1. 监测糖尿病需要做哪些检查？

（1）血葡萄糖：血葡萄糖测量的是血中糖的浓度。血葡萄糖是血糖的医学术语，理想的血糖水平是 3.9 ~ 10.0 mmol/L。患者每次去透析门诊时，都需要测血糖水平。

（2）糖化血红蛋白（HbA1c）：糖化血红蛋白测定的是前三个月的平均血糖水平，在达到目标值（<7%）之前，糖化血红蛋白应 3 个月检测 1 次，以后可以 6 个月检测 1 次。

（3）胆固醇和甘油三酯：胆固醇和甘油三酯是测定血中的脂肪含量。胆固醇和甘油三酯是血中脂肪的两种类型。高血糖可升高血脂水平，易于发生心脏问题。胆固醇的理想水平是 <2.5 mmol/L，甘油三酯的理想水平 <2.0 mmol/L。

### 2. 正常的血糖水平是什么？

理想的空腹血糖：3.9 ~ 7.2 mmol/L。

理想的非空腹血糖：≤10.0 mmol/L。

理想的糖化血红蛋白水平：<7%。

### 3. 为了良好地控制糖尿病，应该这样监测血糖

需要在家中用血糖监测仪监测血糖水平，学会血糖监测仪的正确使用和保护方法（见图 15-1）。

知道血糖监测时间及意义：

①空腹血糖是指隔夜禁食 8～10 小时至进早餐前测得的血糖值。意义：决定全天血糖的主要因素，用药初期观察及评价药物疗效的重要指标。

②午餐、晚餐前血糖是指主餐前的血糖。意义：观察疗效，指导用药。

③早餐后、午餐后、晚餐后血糖是指相应进餐后 2 小时的血糖（从进第一口食物开始计时）。意义：反映机体进餐刺激后的胰岛素的分泌情况，利于检出高血糖。

④睡前血糖的意义：老年糖尿病患者夜间常出现低血糖。

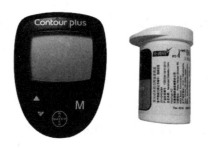

图 15 -1　血糖监测仪

### 4. 糖尿病为什么必须治疗？

糖尿病不治疗的话会引发相关并发症：糖尿病足、眼部病变、神经病变、糖尿病肾病、心脏病变等，严重时会威胁到患者的生命。

## 四、什么是低血糖？血糖过低的常见原因、症状、处理和预防方法有哪些？

### 1. 什么是低血糖？

低血糖是血糖过低的医学术语，血糖水平低于理想范围就叫

"低血糖"。对非糖尿病患者来说，低血糖症的诊断标准为血糖＜2.8 mmol/L。而接受药物治疗的糖尿病患者只要血糖水平≤3.9 mmol/L就属低血糖范畴。

### 2. 引起低血糖的常见原因如下

（1）进食食物过少（这发生于误餐、进食延迟或进食减少）。

（2）运动过多。

（3）糖尿病治疗药物使用过量。

（4）饮酒有可能引起低血糖。

### 3. 如果血糖过低， 那么会出现什么症状?

血糖过低可能出现的症状有：发抖、出冷汗、面色苍白、极度疲倦、视力模糊、眩晕或头晕、头痛、饥饿、情绪改变、说话含糊、精力不集中。严重时可出现抽搐、意识丧失甚至发生昏迷。

警惕：部分低血糖患者出现晕厥前可不出现上述任何症状。

### 4. 血糖太低应该怎么办?

不论何时何地发生低血糖，应当立刻进食高糖食品或饮料，如糖果、饼干、果汁等，以免延误治疗出现晕厥，严重者可出现不可逆的脑损害，需立即处理：

（1）立刻服用2茶匙糖或蜂蜜或2块糖或半杯果汁。如果低血糖症状持续，10分钟内重复上述治疗措施。

（2）测定低血糖治疗前后的血糖，并记录结果。

（3）寻找引起低血糖的原因。

（4）向腹膜透析中心汇报低血糖情况，以便调整糖尿病治疗药物和饮食计划。

（5）询问护士有关高糖透析液（如2.5%和4.25%浓度的透析

液）的使用。

注意：患者可预先告诉家人和朋友，在患者发生低血糖时，如果患者不能喝或吃糖或患者不能被唤醒，请他们拨打 120 或打给腹膜透析中心。另外，患者还应随身携带急救卡。急救卡内容包括姓名、性别、年龄、所患疾病、所服药物、家庭电话、住址、急救电话及若昏迷时应如何救治。

### 5．如何预防低血糖？

告诉家人低血糖的症状和处理方法，每天按时进食，随身携带一些食物如救命糖果或糖片，随身携带急救卡。

## 五、什么是高血糖？血糖过高的常见原因和症状有哪些？应该怎么办？

### 1．什么是高血糖？

高糖血症是血糖过高的医学术语。血糖水高于理想范围就叫"高糖血症"。空腹血糖等于或高于 7.0 mmol/L，或餐后 2 小时血糖等于或高于 11.1 mmol/L，即达到糖尿病诊断标准。做口服糖耐量试验，服糖后 2 小时血糖等于或高于 11.1 mmol/L，也达到糖尿病诊断标准。

### 2．引起高血糖的原因如下：

（1）摄食过多，特别是甜食或含糖饮料。

（2）所使用的胰岛素或口服降糖药的剂量不够。

（3）运动量明显减少。

（4）过度肥胖。

（5）情绪或精神上的压力过大。

（6）低血糖后出现反跳性高血糖。

（7）使用高糖透析液（浓度为 2.5% 和 4.25%）。

（8）服用某些药物，如泼尼松、地塞米松、某些止咳糖浆等会引起高血糖的药。

（9）在生病或其他应激情况下可以引起高血糖。

### 3. 如果血糖过高，会出现什么症状？应该怎么办？

如果血糖过高，可能会出现的症状：口渴、疲乏、多尿（肾功能下降时可不明显）、嗜睡、视力模糊、皮肤瘙痒（肾功能下降时由于已经出现皮肤瘙痒而可能不被注意）、难以解释的体重下降、伤口愈合缓慢。

警惕：部分患者即使血糖很高亦可不出现上述任何症状。

如果血糖持续升高或出现高血糖的症状：

（1）打电话告诉腹膜透析中心。

（2）按医生或护士的建议测定血糖。

（3）按营养师的推荐进行饮食控制。

（4）按医嘱服用治疗糖尿病的药物，按需要调整。

（5）尽可能增加活动量。

（6）在每天允许的入量范围内饮用无糖液体。

（7）与医生或护士商讨怎样少用高糖透析液（如减少 2.5% 和 4.25% 浓度的液体的使用）。

（8）科学使用降糖药物。

## 六、糖尿病腹膜透析患者如何科学 有效地使用降糖药物？

### 1. 糖尿病腹膜透析患者如何使用降糖药物？

治疗糖尿病的药物有两类，分别为口服降糖药和注射用胰岛素。

（1）口服降糖药：当单纯饮食控制和体育运动不能控制血糖时，医生会让患者服用降糖药帮助控制血糖。患者应按医生指导服用降糖药，每天在同一时间服药，并继续控制饮食和体育运动，定期监测血糖。

（2）胰岛素注射：如果降糖药、饮食控制和体育运动不能控制血糖，患者需要注射胰岛素治疗。胰岛素是胰腺分泌的一种激素，它能促进血中的糖进入细胞内。

## 2．胰岛素的分类及特点

按照胰岛素来源分为动物胰岛素、人胰岛素、人胰岛素类似物，具体又分为：速效人胰岛素类似物、短效胰岛素、中效胰岛素、预混胰岛素、长效胰岛素，其作用时间与代表品种见下表（表 15-1）。

表 15-1　胰岛素分类及特点

| 分类 | 用途 | 名称 | 起效时间 | 峰值时间 | 作用持续时间 |
|---|---|---|---|---|---|
| 速效人胰岛素类似物 | 控制餐后血糖 | 门冬胰岛素 | 10~15 分钟 | 1~2 小时 | 4~6 小时 |
|  |  | 赖脯胰岛素 | 10~15 分钟 | 1~1.5 小时 | 4~5 小时 |
| 短效胰岛素 | 控制餐后血糖 | 生物合成人胰岛素 | 20~30 分钟 | 1.5~3.5 小时 | 7~8 小时 |
|  |  | 重组人胰岛素 | 30 分钟 | 3 小时 | 8 小时 |
| 中效胰岛素 | 控制夜间及早餐前血糖 | 精蛋白生物合成人胰岛素 | 1.5 小时 | 4~12 小时 | 24 小时 |
|  |  | 精蛋白锌重组人胰岛素 | 1~2 小时 | 4~10 小时 | 16~20 小时 |
| 预混胰岛素 | 早晚注射控制空腹及餐后血糖 | 蛋白生物合成人胰岛素注射液 | 30 分钟 | 1.5~2.5 小时 | 24 小时 |
|  |  | 精蛋白锌重组人胰岛素混合注射液 | 30 分钟 | 2~8 小时 | 16~20 小时 |

续表

| 分类 | 用途 | 名称 | 起效时间 | 峰值时间 | 作用持续时间 |
|------|------|------|---------|---------|-------------|
| 长效胰岛素 | 控制夜间及早餐前血糖 | 甘精胰岛素 | 2～3小时 | 无峰值 | 长达30小时 |
|  |  | 地特胰岛素 | 3～4小时 | 3～14小时 | 长达24小时 |

### 3. 糖尿病患者如何使用胰岛素?

（1）糖尿患者要懂得怎样存储胰岛素：对于使用中的胰岛素笔芯常温下最多保存28天。冷冻结冰的胰岛素不能再解冻使用。还没有用的胰岛素应放置在2～8℃的冰箱冷藏室内保存。

（2）身体的不同部位吸收胰岛素的速度是不一样的：腹部吸收最快，大腿、臀部、上臂较慢。胰岛素如果是用来控制餐后血糖的，首选腹部注射胰岛素；如果是晚上注射的基础胰岛素，用来控制空腹血糖的，建议选用大腿、臀部或上臂注射，以免吸收过快，引发低血糖。但糖尿病患者注射胰岛素的具体部位，也要具体分析。注射的部位也最好经常轮换，2周内不要使用同一点注射胰岛素，避免长期注射一个部位。胰岛素注射部位见图15-2。

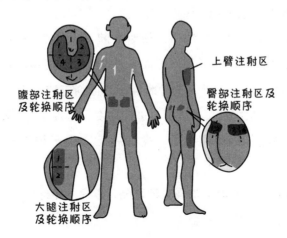

图15-2　胰岛素注射部位

（3）胰岛素注射的注意事项：注射剂量需咨询专业医生，不可私自增减。如果注射部位出现肿胀、红斑、硬结、水疱等不良反应，应去咨询专业医生。还有注射前要洗手并保持注射部位清洁，避免感染。另外，不要与他人共用针头，同时要经常变换注射部位，相邻两次的注射点应距离 3 cm 左右，不要在飞机飞行途中注射。注射完后要妥善保管和处理包装瓶、胰岛素、废弃针头。

### 4. 皮下注射胰岛素的具体注意事项有哪些？

（1）皮下注射胰岛素时，应有计划地选择注射部位，如上臂外侧、腹部、大腿前侧或外侧、臀部外上 1/4 处轮换使用，避免皮肤出现局部硬结和皮下脂肪增生，每天同一部位注射时，要与之前的注射点至少相距 1 cm，以免造成重复的组织损伤。

（2）胰岛素注射时应使用专用注射器或注射笔，以保证注射剂量的准确性。

（3）开启后的胰岛素在阴凉干燥处保存，有效期为启封后一个月内。

（4）首次安装的胰岛素笔芯需排气后使用。

（5）胰岛素笔注射针头应一用一换。

（6）注射胰岛素前应洗手，核对好胰岛素的类型和注射剂量，检查胰岛素是否在有效期内，药品有无浑浊，使用预混胰岛素应充分混匀。选择并检查、消毒注射部位，消毒剂应选用 75% 酒精，禁用含碘消毒液。根据针头长度决定进针角度与是否捏皮注射，推注完毕后，针头留置 10 秒再拔出，拔出后无需用干棉签按压（见图 15 - 3）。

（7）使用胰岛素时应加强血糖监测，以免发生低血糖。

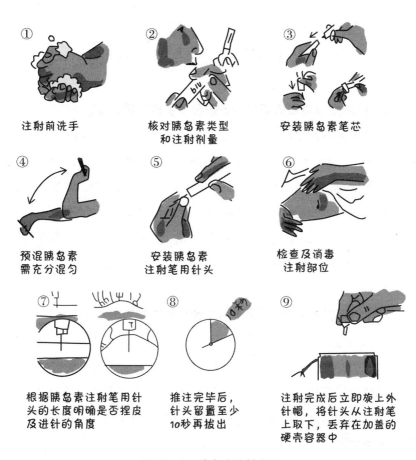

① 注射前洗手

② 核对胰岛素类型和注射剂量

③ 安装胰岛素笔芯

④ 预混胰岛素需充分混匀

⑤ 安装胰岛素注射笔用针头

⑥ 检查及消毒注射部位

⑦ 根据胰岛素注射笔用针头的长度明确是否捏皮及进针的角度

⑧ 推注完毕后，针头留置至少10秒再拔出

⑨ 注射完成后立即旋上外针帽，将针头从注射笔上取下，丢弃在加盖的硬壳容器中

图 15-3　胰岛素注射步骤

### 5．在腹膜透析液中加胰岛素好不好？

　　可以在腹膜透析液中加胰岛素，但这不主张作为常规应用。因为在使用腹腔内注射胰岛素时，不光具有直接进入肝脏进行代谢、提高胰岛素敏感性、预防胰岛素抗体形成以及预防血糖波动等优势，也同时伴有胰岛素需要量较大、增加腹膜炎发生率、导致肝脏包膜下脂肪沉积、出现脂质代谢紊乱等缺点。因此，糖尿病腹膜透析患者胰岛素的使用建议首选皮下注射给药，必要时也可选择两条途径联合用药。腹膜透析液中加入任何药物的原则：严格无菌操作，遵医嘱用药。

# 七、怎样防治糖尿病相关并发症？

## 1．如何防治糖尿病腹膜透析患者发生视网膜病变？

糖尿病能损伤眼睛的小血管从而可导致失明，这叫作"糖尿病视网膜病"。为预防糖尿病腹膜透析患者发生视网膜病变，应每年到医院进行检查，检查的项目包括：视力检查，眼底检查，眼底荧光造影，眼压测量。控制好血糖及血压；改变不良的生活方式（控制高糖高脂饮食等）；避免跳水、举重等活动；注意用眼卫生，避免视疲劳，每日看电视、用电脑不超过 8 个小时，经常眨眼。

## 2．如何防治糖尿病腹膜透析患者心脏病变加重？

糖尿病经常伴发动脉粥样硬化（血管变硬、管腔狭窄），动脉粥样硬化能引起血循环障碍和心脏病发作、中风，并能使伤口愈合延迟，感染难以控制。为预防或减慢动脉粥样硬化的发生，应戒烟，控制血糖，治疗高血压，监测血压，低脂饮食，鼓励运动，保持理想体重，避免肥胖。

## 3．如何防治糖尿病腹膜透析患者周围神经病变加重？

糖尿病能影响身体各部位的神经，这叫作"糖尿病周围神经病变"。患者可出现：四肢末端对称性麻木、刺痛、烧灼感及感觉异常；皮肤色泽黯淡，汗毛稀少，皮温较低或泌汗异常；痛温觉、振动觉减退或缺失；肌肉无力，萎缩；腹胀（上腹饱胀感）、便秘及腹泻；排尿障碍、尿潴留、尿失禁；性欲减退、阳痿、月经紊乱；休息时心率增快，体位性低血压。防治糖尿病腹膜透析患者周围神经病变加重需做到：良好地控制血糖、纠正血脂异常、控制高血压；至少每年进行 1 次糖尿病周围神经病变的检查；病程较长或合并眼底病变、肾病等，应每隔3~6个月进行复查；已经罹患周围神经病变者，做好足部的护理。

### 4. 糖尿病患者是否应该重视足部护理？ 怎么进行足部护理？

答案是肯定的：必须重视，因为糖尿病足是糖尿病最严重和治疗费用最高的慢性并发症之一。糖尿病能引起神经病变和血管病变，足部疼痛和温感觉差，循环不良，皮肤干燥，所有这些使患者的双足易于出现溃烂、感染甚至不得不截肢，其风险是非糖尿病者的40倍。糖尿病足的防治关键在于对高危因素的识别，因此，糖尿病患者足部保护至关重要，患者必须重视足部的护理。

预防：定期到医院检查，排除糖尿病足病的潜在危险，向医生详细询问危险因素，充分认识潜在危险，认真学习糖尿病足的防护知识，并让家人也一同学习，帮助自己更好地预防糖尿病足的发生。具体护理方法：努力改正引起糖尿病足病的不良习惯，每天用温水和肥皂洗脚，不要用滚烫的水，擦干脚，尤其是足趾；趾缝间避免用洗液；修剪趾甲；穿羊毛或棉袜，每天换洗；穿舒适合脚的鞋，腿和踝部避免用紧身的东西；每天检查脚部，出现足部陷甲、鸡眼、裂纹、脚气、颜色改变（蓝、红或白）等问题时，需请专业医生治疗；疼痛及感觉下降时告知医生，寻求帮助；避免皮肤损伤；戒烟及运动有助于预防糖尿病足部病变。

### 5. 运动是否可以减少糖尿病患者相关并发症的发生？

可以，运动是指包括步行、骑车、跳舞等活动患者身体的各项活动。经常运动有助于降低血糖，减少体重，预防心脏和肌肉并发症，增加活力，改善健康状况和减少应激，降低胰岛素抵抗、血脂水平。所选择体育运动的类型取决于患者的年龄、生活方式和透析方式，请咨询医生或护士选择合适患者的运动方式。

（罗 芳）

第十六章

# 特殊人群的腹膜透析

## 一、儿童腹膜透析全程家长应该做些什么？

由于儿童的特殊性，家长在整个腹膜透析过程中承担着非常重要的作用，是很多护理、操作的主要实施者，对于年幼的孩子这一点尤其明显。

### 1. 首次腹膜透析置管住院

家长在协助医护人员照顾好孩子之外，还需要利用医护人员提供的资源，积极主动学习相关知识。很多医院都会在首次腹膜透析置管住院期间对家长进行培训和考核，家长早日学会腹膜透析操作、掌握相关理论知识并通过考核，是孩子得到安全有效的居家护理的重要保障。只有家长顺利完成考试，孩子才能早日出院。首次住院过程中孩子面临手术、初始腹膜透析等种种身体、心理上的改变，会有恐惧、焦虑等负面的情绪，家长要首先调整好自己的心态，关注孩子的需求，耐心给予鼓励、安慰，支持孩子渡过难关。孩子茫然无措时家长是他/她温和、坚定的引路人。家长有任何问题都可以及时向医护人员提出，他们会提供帮助。

### 2. 回家之后

家长应严格根据医生要求完成腹膜透析相关的操作和记录，留意本书前面章节提到的各项观察要点，做好孩子的饮食、活动等生活照顾，关注孩子的心理动态，体现自己的爱与支持；带孩子定期就诊，完成各项监测内容；任何时候发现异常情况都应及时与医护人员取得联系，及时到医院就医。

## 二、儿童本人在腹膜透析中的作用是什么？

随着儿童年龄的增长，家长要意识到他/她参与自护的意义。参与自护能够提高儿童的自我效能，提高生活质量，应该在他/她力所能及的范围内给予鼓励，并及时提供帮助。当然家长仍然需要起到教育和监督的作用，切不可认为孩子都会，完全不予过问，而应当适度地参与和观察。

## 三、怎样预防儿童腹膜透析并发症？

儿童因其自身的生理心理特点，自我照顾的能力和安全意识也较成人弱，故而并发症的发生概率较高，家长需要认真学习相关知识，熟悉并发症的预防和表现，做到预防在先、早期发现。除了与成人相同的预防措施之外，对儿童尤其要注意以下几点：

（1）用孩子能够理解的语言告知腹膜透析导管的重要性。

（2）让孩子知道如果出现问题必须第一时间告诉家长，保证不会因此受到惩罚，以免孩子因害怕受到惩罚而隐瞒重要信息。

（3）合理运用工具妥善固定腹膜透析导管及敷料，避免意外的牵拉、切割和暴露。

（4）每天定时检查管道的位置、功能。

# 四、老年患者做腹膜透析有哪些优势？

## 1. 老年患者做腹膜透析的优点

易于培训，操作简单；透析中无急剧的血流动力学变化，危及生命的严重并发症少；很少出现透析失衡，水、电解质和酸碱平衡波动较小；因在家透析且社交活动相对自由，故心理负担相对较小。

## 2. 老年腹膜透析患者应该注意什么？

老年人各器官功能衰退，常伴心脑血管疾病、胃肠功能紊乱等慢性疾病，机体抵抗力也下降，进食相对较差，并可出现腹壁薄弱，相对更容易出现营养不良、疝气、腹膜炎等。老年患者在控制血压、纠正贫血、防治心血管疾病等基础上，还应注意：

（1）保持大便通畅，避免出现便秘：进食粗纤维食物，可帮助促进肠道蠕动；适量运动，也可以促进肠道功能；必要时服用麻仁丸、乳果糖等轻泻剂。

（2）保证蛋白质摄入，防止营养不良：补充足够的热量和蛋白质。定期做营养咨询和评估。

（3）防止低血压：定期监测血压。老年患者的口渴中枢不敏感，饮水量不多，此时过度限水和超滤可能导致低血压。

（4）防止低钾血症：恶心、呕吐、腹泻、进食不足和腹膜透析本身可导致低钾血症，导致乏力、疲软、心率增加甚至严重心律失常。所以有此倾向的老年患者，在充分透析的基础上，要注意适当高钾饮食。必要时需要长时间服用补钾药物。

（5）防止低钠血症：进食差或过分限盐，可能导致低钠血症。低钠血症轻时没有症状或仅有乏力，严重时可出现低血压，甚至昏睡、神志异常和昏迷。

## 五、多囊肾患者宜采用哪种腹膜透析方案?

### 1. 多囊肾患者可不可做腹膜透析?

多数多囊肾患者可以做腹膜透析。多囊肾又称"常染色体显性多囊肾病(ADPKD)",是一种遗传性肾病。在普通人群,ADPKD 患病率为 1/500 ~ 1/1 000。在美国多囊肾是终末期肾脏疾病的第四大原因,患病率为 4.7%,在某些国家高达 10%。在我国的透析患者中,ADPKD 也排在第四位,占 3.3%。目前没有证据说明多囊肾患者做哪种透析方式更优越。有荟萃分析结果认为,做腹膜透析和做血液透析的多囊肾患者生存率相当。部分多囊肾患者有明显血尿,相比血液透析,这些患者做腹膜透析后可以避免使用抗凝剂,不会加重出血。

但是由于多囊肾患者的肾脏甚至肝脏的囊肿增大增多,增加了腹腔容量,有可能会明显降低患者对腹膜透析液的耐受能力,所以对那些已有肾脏及肝脏体积明显长大,而且已有明显腹胀不适者,不宜首选腹膜透析。另外已有广泛的憩室病或复发性憩室炎,有可能导致多囊肾患者腹膜炎反复发作,也不宜首选腹膜透析。

### 2. 多囊肾患者宜采用哪种腹膜透析方案?

由于腹内压力升高,多囊肾腹膜透析患者更容易出现疝气和渗漏,所以每次灌入或留腹的液体容量不宜过大,建议采用小剂量透析(如每次交换 1 000 ~ 1 500 mL)。如有条件可采用自动化腹膜透析(如每次交换 800 ~ 1 000 mL)。因腹内压在仰卧位时小于立位时,所以夜间透析优于白天透析。

## 六、多囊肾腹膜透析患者更容易出现
## 腹膜炎吗？在生活中应注意些什么？

### 1. 多囊肾腹膜透析患者更容易出现腹膜炎吗？

不会。有人推测多囊肾患者腹内压升高，有可能增加腹膜炎风险。但是目前尚无研究发现多囊肾患病人群的腹膜炎发生率比其他人群高。

### 2. 多囊肾腹膜透析患者在生活中应注意些什么？

应避免腹部受到撞击，以防囊肿破裂出血；长途出行时（如乘车）宜空腹，或留腹的液体容量不宜过大；避免便秘、久站、长期剧烈咳嗽等，因为这些有可能增加腹内压，导致疝气和渗漏的发生。

## 七、肝硬化患者可不可以做腹膜透析？
## 需要注意些什么？

### 1. 肝硬化患者可不可做腹膜透析？

多数肝硬化患者可以做腹膜透析。失代偿期肝硬化（常有大量腹水）的患者因为有效血容量降低、血流动力学不稳定而让透析治疗变得复杂。已有研究发现，肝硬化透析患者接受腹膜透析治疗的死亡率低于接受血液透析治疗的死亡率。因此，腹膜透析可以作为肝硬化伴腹水患者透析治疗的理想方法之一。这些患者做血液透析时常有低血压发生，而腹膜透析可减少体液流失，降低透析性低血压风险。

由于腹膜透析可能导致更多蛋白从腹膜透析液丢失，所以患严重低蛋白血症的患者不宜首选腹膜透析。

## 2. 并发肝硬化的腹膜透析患者在生活中需要注意些什么？

肝硬化患者的腹膜透析超滤常常较好，能较好缓解腹胀不适的症状，但是可能因为过多超滤而出现低血压，故应注意根据饮食控制超滤，保持出入平衡。还应定期检查肝功能、注意大便颜色。注意营养均衡，防止低蛋白血症和营养不良。不要进食较硬的食物，避免发生食管静脉出血。

（刘莉莉 张 恒）

第十七章

# 腹膜透析液及相关物品储备

## 一、如何订购和储存腹膜透析液?
## 有哪些注意事项?

### 1. 如何订购腹膜透析液?

（1）住院患者订购腹膜透析液的方法：患者行腹膜透析置管术后、发生相关并发症、行平衡试验住院时，在出院前可以通过医生开腹膜透析液，出院结账后带上结账清单及腹膜透析液出院带药的相关证明（表 17 - 1），在住院药房领取。

表 17 - 1　出院带腹膜透析液领药单

| 出院带腹膜透析液领药单 | | | | | | | | |
|---|---|---|---|---|---|---|---|---|
| 日期 | 姓名 | 住院号 | 1.50% | 2.50% | 4.25% | 总计 | 签名 | 住院药房审核 |
|  |  |  |  |  |  |  |  |  |

（2）门诊患者订购腹膜透析液的方法：通过门诊挂号，经门诊医生开具腹膜透析液处方单，在门诊药房领取。

### 2. 腹膜透析液如何保存?

（1）存放在正常室温、干净、通风、干燥的地方，避免阳光直接照射。最好不要直接放在地上，最好用木板抬高放置或者放在干净柜子上方。

（2）尽可能地将腹膜透析液集中放置，并将有效期较近的放置在最上面或前面，以便先行使用。

（3）开箱后的腹膜透析液放置于原包装箱内，并及时处理用完的空箱。

（4）腹膜透析液堆放不能超过5层。

### 3. 腹膜透析液有问题怎么办？

如果发现腹膜透析液或配件有杂质、破损或怀疑有质量问题，那么请将该物品保留，切勿丢弃，应立即与医院、送货人员或供货公司联系。

### 4. 什么是安全储备？

第一次订购的腹膜透析液用量应该比实际用量多出至少1周，而且以后每次都要在家里还剩有5～7天的用量时订货，这些留用的腹膜透析液就叫做"安全储备"。这种居家储备是为了给医生改变处方时用的，或者由于气候恶劣或者其他原因延误订购或延误送货时用的。这种储备的多少因人而异，主要根据订购或送货所需的时间而定。如果这个月动用了安全储备，下次订货时要记住补充它。每次取用液体的时候应该先用靠近有效期的，后用有效期长的，也就是说，留用安全储备的液体应该总是最新购买的腹膜透析液。用时看看有效期，确保没有使用过期的腹膜透析液。

## 二、除了腹膜透析液，腹膜透析需要准备的
## 用物有哪些？怎么购买？

### 1. 除了腹膜透析液， 腹膜透析需要准备的用物有哪些？

（1）居家用物清单（见图17-1）：

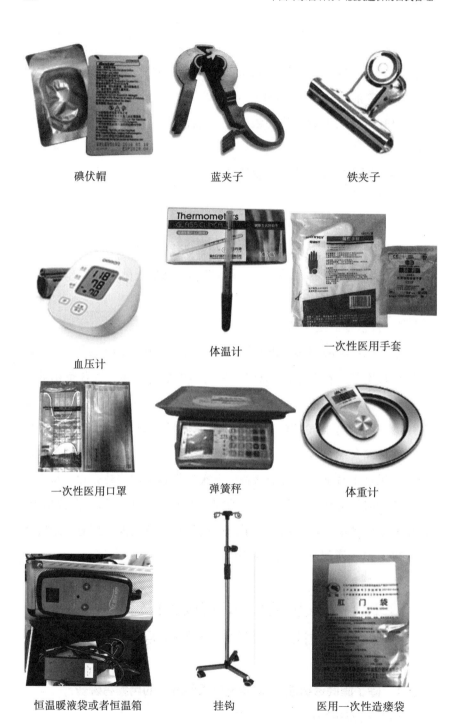

碘伏帽　　　　　　　　　蓝夹子　　　　　　　　　铁夹子

血压计　　　　　　　　体温计　　　　　　一次性医用手套

一次性医用口罩　　　　　弹簧秤　　　　　　　　体重计

恒温暖液袋或者恒温箱　　　挂钩　　　　　医用一次性造瘘袋

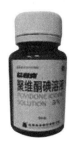
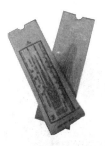
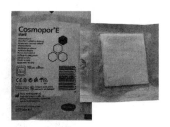

消毒液　　　　消毒棉签（5 支/包）　　10 cm ×8 cm 妙贴或者 8 cm ×
8 cm纱布

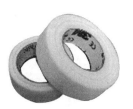
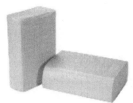
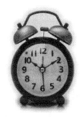

医用纸胶布　　　　纸巾　　　　手表或者闹钟

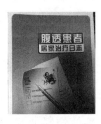
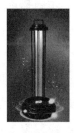
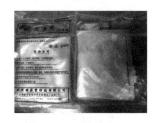

居家治疗日志本　　　紫外线灯　　　腹膜透析专用引流袋

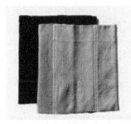
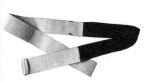
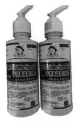

医用收腹带　　　　腰带　　　免洗手消毒液

图 17 -1　居家用物

（2）消毒加热一体包：腹膜透析患者临时外出时使用（见图17－2）。

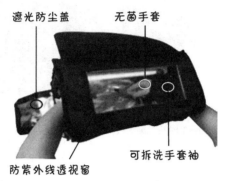

图17－2　消毒加热一体包

### 2. 腹膜透析用物在哪里购买？

居家治疗日志本用完后可以在医院领取，其他腹膜透析用物可在医院、药店、商场、器械店、医疗器械公司购买：

（1）碘伏帽：碘伏帽属于无菌物品，每次戴碘伏帽时一定要确保碘伏帽里面有碘伏海绵，在每次透析完毕后戴在短管的前端，消毒短管接头。

碘伏帽是一次性使用的，不能重复使用。

（2）蓝夹子：腹膜透析换液时用来夹闭入液和出液管路的开关。

（3）铁夹子：用于固定短管与腹膜透析液连接处塑料薄膜保护的地方。

（4）血压计：动态监测血压，密切关注血压的变化。

（5）体温计：监测体温，关注患者有无发热。

（6）医用手套：用于导管出口处护理或处理废液时使用，属于一次性用物。

（7）医用口罩：腹膜透析换液时或者护理出口处时使用，防止感染的发生。

（8）弹簧秤：称量每次透出液的重量，关注并记录超滤的变化。

（9）体重计：称量体重，短时间内体重的变化可以观察患者是否有多余的水分。

（10）恒温暖液袋或者恒温箱：恒温箱是加热腹膜透析液的工具，恒温箱有车载、便携式、家用的，购买时根据个人需要购买。

（11）挂钩：用来悬挂腹膜透析液。

（12）医用一次性造瘘袋（肛门袋）：洗澡时用于保护导管和出口处，每次洗澡需要一张。每次洗澡前一定要把肛门袋贴紧皮肤，以免洗澡时脱落。

（13）碘伏液（消毒液）：导管出口处换药时使用。

（14）消毒棉签（5支/包）：导管出口处换药时使用，建议购买小包装棉签，因为无菌棉签开封后的有效期是4个小时，避免未用完的棉签过期。

（15）10 cm×8 cm妙贴或者8 cm×8 cm纱布：导管出口处换药后用于覆盖出口处，避免出口处感染。

（16）医用纸胶布：用胶布固定腹膜透析短管，以避免操作时或者活动时牵拉到出口处引起出血、漏液等。

（17）纸巾：擦手或者消毒桌面使用，根据自己需要拿取使用。

（18）手表或者闹钟：观察腹膜透析液放进和放出计时用。

（19）居家治疗日志本：记录腹膜透析患者的血压、体重、超滤量、尿量等情况。

（20）紫外线灯：操作前房间消毒。

（21）腹膜透析专用引流袋：引流腹膜透析液时使用。部分患者夜间腹膜透析液不留腹，需要用单独引流袋引流。

（22）医用收腹带：收腹带就是收腹时使用，避免脐疝的发生。

（23）腰带：固定腹膜透析短管，避免牵拉导管。

（24）免洗手消毒液：消毒手时使用的，但不能代替洗手。

（刘　霞）

# 第十八章

# 血液透析

## 一、腹膜透析转血液透析的常见原因有哪些？转换时需要拔除腹膜透析导管吗？

### 1. 腹膜透析转血液透析的常见原因有哪些？

1）反复性和复发性细菌性腹膜炎：细菌性腹膜炎是腹膜透析常见并发症之一，是导致腹膜透析失败和转为血液透析的主要原因。反复性和复发性细菌性腹膜炎使用抗生素治疗效果欠佳，尤其细菌被证实为绿脓杆菌、大肠杆菌、假单胞菌等应考虑拔除腹膜透析导管，停止腹膜透析改用血液透析。

2）真菌性腹膜炎：当患者免疫功能下降、严重营养不良，或因全身感染或腹膜炎使用大量抗生素治疗后，可诱发真菌性腹膜炎。

（1）腹膜透析患者真菌性腹膜炎每年的发病率占所有腹膜炎2%～10%。成人真菌性腹膜炎死亡率高，尤其是有真菌性腹膜炎时透析导管拔除较迟者。

（2）真菌性腹膜炎表现为持续性发热，可有畏寒、寒战、高热，有明显腹痛，透出液浑浊，可有絮状物，常堵塞透析导管导致引流不畅，腹部有明显压痛及反跳痛，可发生肠梗阻，透出液培养出阳性真菌。抗真菌药物治疗常不彻底，这时需拔除透析导管，改用血液透析。

3）结核性腹膜炎：结核性腹膜炎表现与细菌性腹膜炎相似，同时有全身症状，如低热、盗汗、消瘦、不适等。当发生腹膜炎时正规按细菌性腹膜炎治疗后临床症状无好转者，应考虑有结核性腹膜炎的可能。诊断依据透出液找到结核分枝杆菌或培养到结核分枝杆菌。治疗需要拔除腹膜透析导管改血液透析，常规抗结核治疗，疗程1年以上。

4）硬化包裹性腹膜炎：导致硬化包裹性腹膜炎的原因尚未明了。

（1）可能因素为多种，现多数认为是反复性腹膜炎、长期用高渗高糖透析液、腹腔内反复使抗生素、透析液塑料袋或透析导管中物质进入腹腔等引起。

（2）发生硬化包裹性腹膜炎后腹腔容量减少，透析液灌入量锐减，透析液灌入时有不适感或腹痛。

（3）硬化包裹性腹膜炎可能导致腹腔粘连，明显者腹部可触到包块，硬化包裹性腹膜炎发生后超滤下降，最后患者因透析不充分退出腹膜透析治疗，改用血液透析。

5）腹膜失去超滤功能：正常腹膜间皮细胞有分泌、再生、纤维蛋白溶解等功能。当腹膜长期被透析液刺激后，其分泌功能下降，腹膜间质中成纤维细胞增生，致腹膜纤维化，腹膜超滤功能下降，最后退出腹膜透析治疗，改用血液透析。

6）导管功能不良：堵管、漂管等是转血液透析的其他原因，有文献报道，卷曲管可能更易导致漂管，从而导致导管功能丧失。

## 2. 腹膜透析转血液透析治疗时需要拔腹膜透析导管吗？

（1）如有反复性和复发性细菌性腹膜炎、真菌性腹膜炎、结核性腹膜炎、硬化包裹性腹膜炎，在抗感染治疗无效时，应拔除腹膜透析导管。

（2）如腹膜失去超滤功能，应在患者生命体征平稳时，充分血液透析后拔除腹膜透析导管。

（3）难以控制的隧道口或隧道感染以及腹膜透析液引流不畅，经其他方法处理仍不能恢复正常引流，应拔除腹膜透析导管。

（4）腹膜透析患者在通过充分性监测后，显示无法通过加大透析剂量或延长留腹时间来达到透析的充分性，在患者近期无肾移植可能的情况下，需要联合血液透析达到充分透析时不需要拔除腹膜透析导管。

# 二、腹膜透析转血液透析，血管通路应该怎么办？

腹膜透析转血液透析时需建立血管通路，根据血管通路可使用时间的长短以及血管通路的建立方式，分为临时血管通路和长期血管通路。

### 1. 临时血管通路：是指能够迅速建立、立即使用的血管通路，以保证及时抢救

临时血管通路包括：

（1）中心静脉导管：可选择股静脉、颈内静脉（图18-1）。

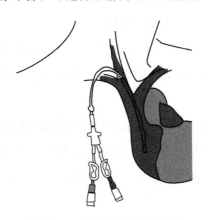

图18-1　颈内静脉置管示意图

（2）动静脉直接穿刺：选择桡动脉、肱动脉等较大动脉，使用穿刺针直接穿刺。该方法缺点较多，除透析中患者需局部制动外，血流量有时不易满足血液透析要求，透析后局部需加压包扎止血，易形成动脉瘤等，在临床上基本被淘汰。

**2. 长期维持性血液透析需建立长期血管通路，即永久性血管通路**

长期血管通路要求长期具有足够的血流量（＞400 mL/min）以保证血液透析的充分性，延长生存期。长期性血管通路包括：长期留置导管通路（带涤纶套深静脉置管）、自体动静脉内瘘和移植血管内瘘。

（1）长期留置导管通路：带涤纶套深静脉置管（图18-2）是采用硅胶管体和 Cuff 组成的高等级医用材料制成的，有极好的生物相容性的带涤纶套的双腔留置导管置入中心静脉。其优点为：手术相对简单，对血流动力学影响小，适用于心脏功能较差的患者。其缺点为：容易血栓形成、感染等并发症，使用寿命较动静脉内瘘低，可并发中心静脉狭窄等。

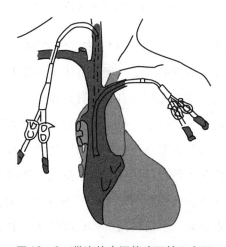

图18-2　带涤纶套深静脉置管示意图

（2）自体动静脉内瘘（图18-3）：即利用自身的动脉、静脉吻合而成的内瘘，适用于自身血管条件好的且需要长期进行维持性血液透析治疗的患者，是血液透析患者最理想的血管通路。自体动静脉内瘘具有寿命长、安全、感染率低、对患者自理能力影响小等优点。它的缺点有：成熟缓慢或不能成熟、不能立即使用、初期通畅率低、反复穿刺带来疼痛等。

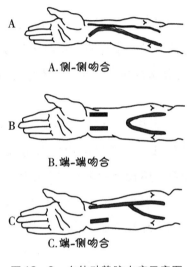

图18-3    自体动静脉内瘘示意图

（3）移植血管内瘘（图18-4）：指的是在动脉、静脉之间插入一段移植血管或人工血管制成的内瘘。临床上一些患者因糖尿病、周围血管病变及其他原因无法利用自身血管造瘘时，可以选择移植血管建立通路。移植血管常取材于自身血管移植和人造血管移植。目前临床上应用最多的是人造血管移植，使用最广泛的材料是膨体聚四氟乙烯人造血管。它具有生物相容性好、可根据患者情况选择血管的长度及口径、成熟时间短、表面积大、易于反复穿刺、血流量大等优点。但人造血管手术难度高，价格较昂贵，长期的开放率低于自身动静脉内瘘，假性动脉瘤、感染等并发症发生率较高。

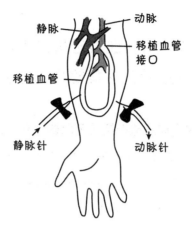

图 18 -4 移植血管内瘘示意图

从血管通路的长期开放率、并发症等方面考虑，应首选自身动静脉内瘘，其次是移植血管内瘘，最后为 Cuff 导管。无论是临时血液透析通路还是长期血液透析通路，均需密切监测，预防并及时处理并发症。

## 三、在什么情况下腹膜透析需要联合血液透析治疗？怎么安排时间？

### 1. 腹膜透析在什么情况下需要联合血液透析治疗？

腹膜透析通过充分性监测显示不能达到充分透析时，患者临床症状明显，食欲下降、恶心、贫血、容量负荷过多、心衰、左心室肥厚、低蛋白血症等情况下，需要联合血液透析治疗。

### 2. 联合透析应该怎么安排腹膜透析和血液透析的时间？

根据患者病情需要，血液透析每周 1~3 次，血液透析当天不行腹膜透析治疗。其他时间正常行腹膜透析。

# 四、腹膜透析转血液透析是否可以达到
# 充分透析？饮食要注意什么？

### 1. 腹膜透析联合血液透析是否可以达到充分透析？

腹膜透析联合血液透析应根据患者的临床症状、体征、残余肾功能、平衡试验和体表面积来制定透析剂量和血液透析次数，通过充分性监测观察患者是否达到充分透析。

### 2. 腹膜透析联合血液透析患者饮食应注意什么？

提倡低盐、充足能量、优质蛋白饮食，以补充透析损耗掉的营养，必要时可选择口服营养补充剂保持体液平衡的状态，严格监测体重变化。

（苏东美）

# 第十九章

# 肾移植

## 一、哪些人群适合行肾移植? 哪些人群适合供肾?

### 1. 哪些人群适合行肾移植?

几乎所有的终末期肾病患者都被认为是肾移植的潜在适宜人群。目前,对患者年龄已没有明确的限制,儿童、青少年都可以接受肾移植。但考虑手术的风险和价值,年龄 >65 周岁,肥胖或营养不良,有糖尿病且血糖控制欠佳、严重冠心病、精神病的患者行肾移植需要慎重考虑。伴有以下疾病的患者不适合做肾移植:严重感染、全身播散性恶性肿瘤、消化道溃疡、凝血机制严重异常、活动性肝炎。

### 2. 哪些人群适合供肾, 哪些人群不适合?

原则上,患者亲属中年满 18 周岁,精神状态正常,无糖尿病、肾脏病、心血管疾病、传染病、癌症以及家族遗传疾病等病史,并且自愿捐肾者,均为适合的供肾人群。

不能供肾的人群包括年龄小于 18 周岁或大于 65 周岁;存在严重

疾病史如心肌梗死、恶性肿瘤、慢性肝炎等；肾功能减退；糖尿病；血栓或其他栓塞病史；肥胖、有感染性疾病未被控制者。

## 二、供肾者可能存在的风险有哪些？

供肾者健康状况良好，多数情况下与供肾切除相关的手术风险相对较小，并能得到及时处理。供肾者最大的风险是手术风险，术后最可能出现的并发症为术后切口感染、泌尿系或肺部感染等，大多在短期内能恢复正常。最为严重的手术并发症为术中出血，出血量多时需要紧急输血抢救，不过这种并发症发生概率非常低，发生后医生能及时救治。供肾者因手术而死亡的非常罕见。

## 三、肾移植手术的准备、流程和手术过程是怎样的？

### 1. 肾移植前身体需要做好哪些准备？

（1）控制感染：终末期尿毒症患者易并发感染，常见呼吸道、胃肠道、皮肤及泌尿生殖系统，但有些潜在感染病灶不易被发现，所以术前应仔细体检，如指或趾间隙、隐蔽腔道等处，并且术前应借助各种检查，如咽拭子、痰、中段尿、腹膜透析液细菌及真菌培养，低热患者定期做胸片观察，行结核菌素试验以排除结核。

（2）纠正贫血：肾移植术前患者的血红蛋白最好维持在 70 g/L以上。目前多数学者主张使用促红细胞生成素来改善尿毒症患者的贫血。

（3）充分透析：肾移植前需要进行充分透析，保持身体内环境稳定，提高手术成功率。

### 2．肾移植前需要经过哪些流程？

（1）判断供、受者的合法性：需要准备的资料包括供、受者的户籍证明、身份证、户口本、派出所出具的关系证明及卫生部门统一制定的活体器官移植管理应用文书。按国家法律规定，捐献人体器官的公民应当年满 18 周岁且具有完全民事行为能力。活体器官捐献人与接受人仅限于以下关系：

①配偶：仅限于结婚 3 年以上或者婚后已育有子女的。

②直系血亲或者三代以内旁系血亲。

③因帮扶等形成亲情关系。仅限于养父母和养子女之间的关系、继父母与继子女之间的关系。

（2）检查供受者的血型，需符合输血原则。

（3）配型和身体检查：携带身份证到医院采空腹血配型；身体检查主要是看供者是否合格，判断是否有传染病和两侧肾脏的功能状况等。

（4）材料审批：所有检查完成并合格，医院审批，上交当地卫生行政部门审批并出示公文，审批通过后，医院将会电话通知患者入院手术时间。

### 3．肾移植手术过程是怎样的？

肾移植手术并不是将原来的肾脏取走再在原处置入新的肾脏。而是将新的肾脏置入患者下腹部的髂窝内（如图 19－1），将髂窝内的血管与新肾脏的血管进行吻合后开放血流，等到新肾脏供血良好后，再将新肾的输尿管与膀胱吻合，缝合伤口，手术即可完成。考虑到原肾脏可能存在一定功能，同时降低手术风险，原来的肾脏一般不会切除，因此，肾移植术后患者体内就有 3 个肾脏（如图 19－2）。但如果原肾脏的存在危害患者健康，导致不良后果，则需要考虑将其切除。肾移植手术是在全身麻醉下完成，手术过程中患者处于昏迷状态，感觉不到疼痛，手术一般需要 3~4 小时。尽管手术中可能存在麻醉意外、出血等风险，但这些意外的发生概率很低。因此，肾移植手术本身风险不算太大，还是相对安全的。

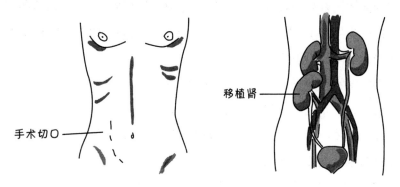

图 19-1　手术切口位置　　图 19-2　肾移植患者体内肾脏分布

（马登艳）

# 第二十章
# 医疗保险问题（以成都市社会保险为例）

## 一、异地转诊要注意的问题有哪些?

### 1. 异地转诊备案时间
需在异地就诊前办理，事后办理无效。

### 2. 异地转诊备案办理地点
（1）成都市三级定点医疗机构。

（2）参保关系所属医保经办机构。

### 3. 异地转诊备案办理所需资料
（1）社会保障卡（简称"社保卡"）。

（2）本人身份证（委托他人办理的还应提供受委托人身份证）。

（3）3个月内成都市三级定点医疗机构出具的病情证明。

### 4. 异地转诊生效开始时间
为核准登记当日，有效期一年。有效期满后如仍需继续异地就医，应重新办理异地转诊事前备案登记手续。

### 5. 异地转诊选择医疗机构

应选择转诊所属市、州行政区域内的基本医疗保险定点医疗机构就诊，且仅限于住院治疗。

### 6. 异地转诊发生的医疗费报销方法

本人全额垫付后，自出院之日起 3 个月以内（特殊情况不超过 12 个月），单位参保人员由单位经办人，个人参保由个人到成都市基本医疗保险关系所属医疗保险经办机构按照相关规定办理费用结算，办理时须提供以下资料：

（1）财政、税务部门制作或监制的住院收费专用票据报销联原件（加盖医院财务专用章）。

（2）患者或家属签字认可的住院费用汇总清单（医院盖章）、中药复式处方。

（3）出院病情证明原件（加盖医院公章或病情证明章）。

（4）异地住院、外伤住院需提供住院期间的病案首页和入院记录复印件（加盖医院病案专用章）。

（5）异地住院须提供医院的定点、等级证明（加盖社会保障机构证明章）。

（6）参保人员身份证原件及复印件、社保卡以及其在成都市工商银行、农业银行或建设银行开通的任一活期存折或本人签字的卡（原件及复印件），委托他人办理须提供参保人员和代办人的身份证原件及复印件。

## 二、省内异地门诊特殊疾病联网结算需要
## 注意哪些问题？

### 1. 业务经办基本条件

（1）二代芯片社保卡。

（2）已在参保地进行门诊特殊疾病认定和异地门诊特殊疾病登记备案。

（3）持医生开具的导诊单至财务收费室进行缴费结算。

### 2. 报销政策、特殊药品规定

具体情况请咨询参保地医保机构。

## 三、透析患者申请特殊疾病门诊的
## 准入标准是什么？

患有慢性肾功能衰竭并符合腹膜透析或血液透析指标，现已进行透析治疗者。血肌酐超过 707 μmol/L 或肌酐清除率 < 10 mL/min 伴出现尿毒症症状者；若为糖尿病并发者，指征相应放宽，肌酐清除率 < 15 mL/min。

## 四、成都市特殊疾病门诊申请
## 要准备哪些资料？

（1）申报成都市特殊疾病门诊前先挂负责透析的医生的门诊号，请医生开具关于透析的病情证明及特殊疾病门诊申请单。

（2）腹膜透析患者病情证明需注明诊断、每日透析次数及计量；血液透析患者病情证明需注明诊断、每周血液透析 2 次或以上。

（3）腹膜或血液透析患者在申请特殊疾病门诊时，社会保险审核处会要求提供提供血常规、肾功能、尿常规（无尿患者可不提供）、输血前全套检查报告单和就诊卡、身份证、社保卡及复印件。

## 五、四川省社会保险特殊疾病门诊申报要准备哪些资料？

（1）三级甲等医院提供的肾功能检查（血肌酐、尿素氮）报告单。

（2）定点医院进行透析的病情证明书。

（3）三级甲等医院出院证明或门诊病历（记载病情和治疗方案）。

（4）就诊卡、身份证、社保卡及相关资料的复印件。

## 六、医疗保险问题知多少？

（1）异地就医需要携带二代芯片社保卡。

（2）异地就医住院可以报销。

（3）准备好相关手续及资料，异地就医手续办理更快捷。

（4）特殊疾病门诊申请需要挂号、开具病情证明。

（5）特殊疾病门诊费用每 3 个月结算 1 次，门诊就诊同时可以住院。住院者先报销住院费用，再结算门诊费用。

（苏东美）

第二十一章

# 腹膜透析的发展方向

## 一、新型腹膜透析液

### 1. 为什么葡萄糖腹膜透析液不是最理想的透析液?

到目前为止,在我国使用的腹膜透析液还都是含有葡萄糖的腹膜透析液。葡萄糖作为渗透剂,提高腹腔内液体的渗透压,产生超滤。在浓度为1.5%、2.5%或4.25%的葡萄糖腹膜透析液中葡萄糖的浓度都远远高于血液中的葡萄糖浓度,因此每袋分别约有15~22 g、25~40 g、45~60 g 葡萄糖被人体吸收。长期使用,有的人可能出现血糖升高、甘油三酯升高和肥胖。高浓度的葡萄糖及其降解产物等对腹膜细胞有一定损伤,如腹膜纤维化或血管增生,缩短腹膜作为透析膜的有效寿命。另外,腹膜透析液偏酸性也可导致腹膜固有细胞受刺激和损伤,也可能引起不适和灌注痛。因此,目前的腹膜透析液还不是最理想的透析液。理想的腹膜透析液应该可以保护腹膜功能、不会抑制腹腔免疫系统、可以提供足够透析效能、提供营养支持、有助于减少心血管疾病并发症等。毫无疑问,医学科学家正在努力地将理想转变为现实。

## 2. 有哪些新型腹膜透析液？

为减轻透析液对腹膜的不利影响，减少葡萄糖的吸收和增加超滤量等，科学家一直在研发新的腹膜透析液，有几种"新款"透析液已经问世，即将进入我国市场，包括艾考糊精腹膜透析液、氨基酸腹膜透析液和碳酸氢盐腹膜透析液等。

（1）艾考糊精腹膜透析液：特点是以艾考糊精代替葡萄糖作为渗透剂。艾考糊精是比葡萄糖分子大的一种葡聚糖，通过胶体渗透压获得超滤作用。艾考糊精分子大，几乎不被人体吸收，不会升高血糖，不影响血脂。更重要的是，它可以维持超滤作用，增加超滤量。一般留腹 8~12 小时，仍可产生正超滤。它适用于需要增加超滤量，如腹膜高转运特性、超滤不好的患者；也适用于糖尿病患者，以减少葡萄糖的吸收。

（2）氨基酸腹膜透析液：特点是以氨基酸代替葡萄糖作为渗透剂。腹膜透析过程中，部分体内蛋白会通过腹膜从透析液丢失，所以腹膜透析患者有较高的营养不良风险。氨基酸腹膜透析液可以增加患者的血氨基酸水平，提高白蛋白水平，改善营养不良。因为可以减少葡萄糖的吸收，氨基酸腹膜透析液不仅适用于营养不良者，也适用于糖尿病患者。但这种透析液维持超滤时间短，不适合长期留腹。

（3）碳酸氢盐腹膜透析液：特点是以碳酸氢盐代替乳酸盐作为缓冲剂。碳酸氢盐腹膜透析液可减轻腹膜刺激，耐受性好。但碳酸氢盐会与透析液中的钙离子反应生成沉淀，一般要包装成双室袋，临用前才混合。

除上述已经在国外使用的透析液外，还有更多透析液在试验和研发中，包括低葡萄糖降解产物（GDP）中性透析液、氨基壳聚糖透析液、丙氨酰谷氨酰胺透析液等等。

# 二、可穿戴式人工肾

　　肾脏学家与工程师一直在合作，梦想有一个轻便的人工肾把患者从透析操作中解放出来。研究者已经研究出多种可穿戴式人工肾，有背包式、背心式、腰带式等，包括腹膜透析可穿戴仪、血液透析可穿戴仪，以及同时具有腹膜透析和血液透析作用的仪器。仪器中有滤过器，可反复使用透析液。这些仪器的重量也越来越轻，可穿戴于身，像正常肾脏一样全天工作，患者可更自由地活动和工作。

　　可穿戴式人工肾已完成多项人体研究，并取得一定成功。可穿戴式人工肾在2015年通过了美国食品药品监督管理局（FDA）的前期临床试验，共有7名患者接受了试验，其中5名患者成功完成了24小时的透析。但现在该人工肾还在进一步做优化，以保证其安全性、稳定性和便携性。据估计，该人工肾在未来数年有望应用于临床。

（钟慧　汤曦）

# 附　录

我们鼓励肾病病友们多走出门多交流。社交中，难免吃吃喝喝。在网上到处都可以查询到食物成分表，但肾病病友们要学会正确使用。

腹膜透析患者中有10%～20%会出现低钾血症，这些患者需要注意适当高钾饮食，并定期检测。在残余肾功能下降时，低钙血症和高磷血症也很常见，平时要注意低磷饮食。过度低磷饮食也可造成营养不良，所以要同时兼顾蛋白质的摄入（附表1）。

含磷的食物添加剂也较常见。这些添加剂中的磷多为无机磷，更易被人体吸收而造成高磷血症。多数饮料含磷量较高，不推荐饮用（附表2）。

高尿酸血症与饮食也有关系。有痛风或血尿酸明显升高的病友，同时要避免高嘌呤食物（附表3）。

因慢性肾脏病分期不同且病情复杂，不同病友的情况不一样，个体化调整饮食非常重要，在饮食方面，建议先咨询主管医生、护士或营养师，再参考并应用以下查询表。

附表1　不同食物及食品添加剂的矿物元素和蛋白质含量

查询表（以每100 g可食部分计算）

A

| 分类 | 食物 | 蛋白质/g | 磷/mg | 磷/蛋白比值 | 水分/g | 钾/mg | 钠/mg | 钙/mg | 铁/mg |
|------|------|---------|-------|-----------|--------|-------|-------|-------|-------|
| 谷薯类 | 米饭（蒸）（均值） | 2.6 | 62.0 | 23.8 | 70.9 | 30.0 | 2.5 | 7.0 | 1.3 |
| | 稻米（均值） | 7.4 | 110.0 | 14.9 | 13.3 | 103.0 | 3.8 | 13.0 | 2.3 |
| | 糯米（均值） | 7.3 | 113.0 | 15.5 | 12.6 | 137.0 | 1.5 | 26.0 | 1.4 |
| | 黑米 | 9.4 | 356.0 | 37.9 | 14.3 | 256.0 | 7.1 | 12.0 | 1.6 |

续表

| 分类 | 食物 | 蛋白质/g | 磷/mg | 磷/蛋白比值 | 水分/g | 钾/mg | 钠/mg | 钙/mg | 铁/mg |
|---|---|---|---|---|---|---|---|---|---|
| 谷薯类 | 小米（糯） | 9.0 | 229.0 | 25.4 | 11.6 | 284.0 | 4.3 | 41.0 | 5.1 |
| | 小米（黄） | 8.9 | 158.0 | 17.8 | 9.7 | 335.0 | 0.6 | 8.0 | 1.6 |
| | 小麦粉（标准粉） | 11.2 | 188.0 | 16.8 | 12.7 | 190.0 | 3.1 | 31.0 | 3.5 |
| | 小麦面粉（富强粉） | 12.3 | 114.0 | 9.3 | 10.8 | 128.0 | 2.7 | 27.0 | 0.7 |
| | 挂面（标准粉） | 10.1 | 153.0 | 15.1 | 12.4 | 157.0 | 150.0 | 14.0 | 3.5 |
| | 面条（富强粉,切面） | 9.3 | 92.0 | 9.9 | 29.2 | 102.0 | 1.5 | 24.0 | 2.0 |
| | 面筋（油面筋） | 26.9 | 98.0 | 3.6 | 7.1 | 45.0 | 29.5 | 29.0 | 2.5 |
| | 馒头（均值） | 7.0 | 107.0 | 15.3 | 43.9 | 138.0 | 165.1 | 38.0 | 1.8 |
| | 花卷 | 6.4 | 72.0 | 11.3 | 45.7 | 83.0 | 95.0 | 19.0 | 0.4 |
| | 玉米（鲜） | 4.0 | 117.0 | 29.3 | 71.3 | 238.0 | 1.1 | | 1.1 |
| | 玉米糁（黄） | 7.4 | 143.0 | 19.3 | 12.5 | 177.0 | 1.7 | 49.0 | 0.2 |
| | 玉米面（白） | 8.0 | 187.0 | 23.4 | 13.4 | 276.0 | 0.5 | 12.0 | 1.3 |
| | 薏米（薏仁米） | 12.8 | 217.0 | 17.0 | 11.2 | 238.0 | 3.6 | 42.0 | 3.6 |
| | 荞麦 | 9.3 | 297.0 | 31.9 | 13.0 | 401.0 | 4.7 | 47.0 | 6.2 |
| | 荞麦面 | 11.3 | 243.0 | 21.5 | 14.2 | 304.0 | 0.9 | 71.0 | 7.0 |
| | 莜麦面 | 13.7 | 259.0 | 18.9 | 8.8 | 255.0 | 1.8 | 40.0 | 3.8 |
| | 高粱米 | 10.4 | 329.0 | 31.6 | 10.3 | 281.0 | 6.3 | 22.0 | 6.3 |
| | 青稞 | 8.1 | 405.0 | 50.0 | 12.4 | 644.0 | 77.0 | 113.0 | 40.7 |
| | 淀粉（小麦） | 0.2 | 33.0 | 165.0 | 13.1 | 8.0 | 3.0 | 14.0 | 0.6 |
| | 土豆（马铃薯） | 2.0 | 40.0 | 20.0 | 79.8 | 342.0 | 2.7 | 8.0 | 0.8 |
| | 淀粉（土豆） | 0.1 | 40.0 | 400.0 | 17.4 | 32.0 | 5.0 | 22.0 | 1.8 |
| | 米粉 | 0.4 | 45.0 | 112.5 | 12.7 | 19.0 | 52.2 | 11.0 | 2.4 |
| | 红薯（白心） | 1.4 | 46.0 | 32.9 | 72.6 | 174.0 | 58.2 | 24.0 | 0.8 |
| | 南瓜粉 | 7.1 | 307.0 | 43.2 | 6.2 | 411.0 | 83.6 | 171.0 | 27.8 |
| 蔬菜类 | 南瓜 | 0.7 | 24.0 | 34.3 | 93.5 | 145.0 | 0.8 | 16.0 | 0.4 |
| | 冬瓜 | 0.4 | 12.0 | 30.0 | 96.6 | 78.0 | 1.8 | 19.0 | 0.2 |
| | 方瓜 | 0.8 | 13.0 | 16.3 | 95.8 | 4.0 | 4.4 | 40.0 | 0.2 |

续表

| 分类 | 食物 | 蛋白质/g | 磷/mg | 磷/蛋白比值 | 水分/g | 钾/mg | 钠/mg | 钙/mg | 铁/mg |
|---|---|---|---|---|---|---|---|---|---|
| 蔬菜类 | 黄瓜 | 0.8 | 24.0 | 30.0 | 95.8 | 102.0 | 4.9 | 24.0 | 0.5 |
| | 佛手瓜 | 1.2 | 18.0 | 15.0 | 94.3 | 76.0 | 1.0 | 17.0 | 0.1 |
| | 葫芦 | 0.7 | 15.0 | 21.4 | 95.3 | 87.0 | 0.6 | 16.0 | 0.4 |
| | 苦瓜（凉瓜） | 1.0 | 35.0 | 35.0 | 93.4 | 256.0 | 2.5 | 14.0 | 0.7 |
| | 丝瓜 | 1.0 | 29.0 | 12.0 | 94.3 | 115.0 | 2.6 | 14.0 | 0.4 |
| | 胡萝卜（黄） | 1.4 | 16.0 | 11.4 | 87.4 | 193.0 | 25.1 | 32.0 | 0.5 |
| | 白萝卜 | 0.9 | 26.0 | 28.9 | 93.4 | 173.0 | 61.8 | 36.0 | 0.5 |
| | 萝卜（心里美） | 0.8 | 24.0 | 30.0 | 93.5 | 116.0 | 85.4 | 68.0 | 0.5 |
| | 大蒜（蒜头） | 4.5 | 117.0 | 26.0 | 66.6 | 302.0 | 19.6 | 39.0 | 1.2 |
| | 青蒜 | 2.4 | 25.0 | 10.4 | 90.4 | 168.0 | 9.3 | 24.0 | 0.8 |
| | 甘蓝（卷心菜） | 1.5 | 26.0 | 17.3 | 93.2 | 124.0 | 27.2 | 49.0 | 0.6 |
| | 生菜（叶用莴苣） | 1.3 | 27.0 | 20.8 | 95.8 | 170.0 | 32.8 | 34.0 | 0.9 |
| | 海带（浸） | 1.1 | 29.0 | 26.4 | 94.1 | 222.0 | 107.6 | 241.0 | 3.3 |
| | 大白菜（均值） | 1.5 | 31.0 | 20.7 | 94.6 | | 57.5 | 50.0 | 0.7 |
| | 盖菜 | 1.5 | 33.0 | 20.0 | 94.8 | 150.0 | 73.5 | 76.0 | 0.5 |
| | 荷兰豆 | 2.5 | 19.0 | 7.6 | 91.9 | 116.0 | 8.8 | 51.0 | 0.9 |
| | 柿子椒 | 1.0 | 20.0 | 20.0 | 93.0 | 142.0 | 3.3 | 14.0 | 0.8 |
| | 结球甘蓝（紫） | 1.2 | 22.0 | 18.3 | 91.8 | 177.0 | 27.0 | 65.0 | 0.4 |
| | 茄子 | 1.1 | 23.0 | 20.9 | 93.4 | 142.0 | 5.4 | 24.0 | 0.5 |
| | 番茄 | 0.9 | 23.0 | 25.6 | 94.4 | 163.0 | 5.0 | 10.0 | 0.4 |
| | 茼蒿 | 1.9 | 36.0 | 18.9 | 93.0 | 220.0 | 161.3 | 73.0 | 2.5 |
| | 小白菜 | 1.5 | 36.0 | 24.0 | 94.5 | 178.0 | 73.5 | 90.0 | 1.9 |
| | 茭白 | 1.2 | 36.0 | 30.0 | 92.2 | 209.0 | 5.8 | 4.0 | 0.4 |
| | 韭菜 | 2.4 | 38.0 | 3.1 | 91.8 | 247.0 | 8.1 | 42.0 | 1.6 |
| | 空心菜 | 2.2 | 38.0 | 17.3 | 92.9 | 243.0 | 94.3 | 99.0 | 2.3 |
| | 大葱 | 1.7 | 38.0 | 22.4 | 91.0 | 144.0 | 4.8 | 29.0 | 0.7 |
| | 芹菜（茎） | 1.2 | 38.0 | 30.0 | 93.1 | 206.0 | 159.0 | 80.0 | 1.2 |

续表

| 分类 | 食物 | 蛋白质/g | 磷/mg | 磷/蛋白比值 | 水分/g | 钾/mg | 钠/mg | 钙/mg | 铁/mg |
|---|---|---|---|---|---|---|---|---|---|
| 蔬菜类 | 酸白菜（酸菜） | 1.1 | 38.0 | 34.5 | 95.2 | 104.0 | 43.1 | 48.0 | 1.6 |
| | 油菜 | 1.8 | 39.0 | 21.7 | 92.9 | 210.0 | 55.8 | 108.0 | 1.2 |
| | 葱头（洋葱） | 1.1 | 39.0 | 35.5 | 89.2 | 147.0 | 4.4 | 24.0 | 0.6 |
| | 芦笋 | 1.4 | 42.0 | 30.0 | 93.0 | 213.0 | 3.1 | 10.0 | 1.4 |
| | 蒜苗 | 2.1 | 44.0 | 21.0 | 88.9 | 226.0 | 5.1 | 29.0 | 1.4 |
| | 荸荠（马蹄） | 1.2 | 44.0 | 36.7 | 83.6 | 306.0 | 15.7 | 4.0 | 0.6 |
| | 菠菜 | 2.6 | 47.0 | 18.1 | 91.2 | 311.0 | 85.2 | 66.0 | 2.9 |
| | 菜花（花椰菜） | 2.1 | 47.0 | 22.4 | 92.4 | 200.0 | 31.6 | 23.0 | 1.1 |
| | 韭黄（韭芽） | 2.3 | 48.0 | 20.9 | 93.2 | 192.0 | 6.9 | 25.0 | 1.7 |
| | 莴笋 | 1.0 | 48.0 | 48.0 | 95.5 | 212.0 | 36.5 | 23.0 | 0.9 |
| | 芥蓝（甘蓝菜） | 2.8 | 50.0 | 17.9 | 93.2 | 104.0 | 50.5 | 128.0 | 2.0 |
| | 四季豆（菜豆） | 2.0 | 51.0 | 25.5 | 91.3 | 123.0 | 8.6 | 42.0 | 1.5 |
| | 豆角 | 2.5 | 55.0 | 22.0 | 90.0 | 207.0 | 3.4 | 29.0 | 1.5 |
| | 藕（莲藕） | 1.9 | 58.0 | 30.5 | 80.5 | 243.0 | 44.2 | 39.0 | 1.4 |
| | 山药 | 1.9 | 34.0 | 17.9 | 84.8 | 213.0 | 18.6 | 16.0 | 0.3 |
| | 芋头（芋艿） | 2.2 | 55.0 | 25.0 | 78.6 | 378.0 | 33.1 | 36.0 | 1.0 |
| | 百合（鲜） | 3.2 | 61.0 | 19.1 | 56.7 | 510.0 | 6.7 | 11.0 | 1.0 |
| | 苋菜（紫） | 2.8 | 63.0 | 22.5 | 88.8 | 340.0 | 42.3 | 178.0 | 2.9 |
| | 豌豆苗 | 4.0 | 67.0 | 16.8 | 89.6 | 222.0 | 18.5 | 40.0 | 4.2 |
| | 西蓝花（绿菜花） | 4.1 | 72.0 | 17.6 | 90.3 | 17.0 | 18.8 | 67.0 | 1.0 |
| | 黄豆芽 | 4.5 | 74.0 | 16.4 | 88.8 | 160.0 | 7.2 | 21.0 | 0.9 |
| | 荠菜（蓟菜） | 2.9 | 81.0 | 27.9 | 90.6 | 280.0 | 31.6 | 294.0 | 5.4 |
| | 蘑菇（鲜蘑） | 2.7 | 94.0 | 34.8 | 92.4 | 312.0 | 8.3 | 6.0 | 1.2 |
| | 香菇 | 2.2 | 53.0 | 24.1 | 91.7 | 20.0 | 1.4 | 2.0 | 0.3 |
| | 金针菇 | 2.4 | 97.0 | 40.4 | 90.2 | 195.0 | 4.3 | | 1.4 |
| | 平菇（鲜） | 1.9 | 86.0 | 45.3 | 92.5 | 258.0 | 3.8 | 5.0 | 1.0 |
| | 木耳（水发黑木耳） | 1.5 | 12.0 | 8.0 | 91.8 | 52.0 | 8.5 | 34.0 | 5.5 |

续表

| 分类 | 食物 | 蛋白质/g | 磷/mg | 磷/蛋白比值 | 水分/g | 钾/mg | 钠/mg | 钙/mg | 铁/mg |
|---|---|---|---|---|---|---|---|---|---|
| 蔬菜类 | 茶树菇（干） | 23.1 | 908.0 | 39.3 | 12.2 | 2 165.0 | 6.0 | 4.0 | 9.3 |
| | 口蘑（白蘑） | 38.7 | 1 655.0 | 42.8 | 9.2 | 3 106.0 | 5.2 | 169.0 | 19.4 |
| | 紫菜（干） | 26.7 | 350.0 | 13.1 | 12.7 | 1 796.0 | 710.5 | 264.0 | 54.9 |
| | 银耳（干） | 10.0 | 369.0 | 36.9 | 14.6 | 1 588.0 | 82.1 | 36.0 | 4.1 |
| 水果类 | 人参果 | 0.6 | 7.0 | 11.7 | 77.1 | 100.0 | 7.1 | 13.0 | 0.2 |
| | 杨梅 | 0.8 | 8.0 | 10.0 | 92.0 | 149.0 | 0.7 | 14.0 | 1.0 |
| | 枇杷 | 0.8 | 8.0 | 10.0 | 89.3 | 122.0 | 4.0 | 17.0 | 1.1 |
| | 山竹 | 0.4 | 9.0 | 22.5 | 81.2 | 48.0 | 3.8 | 11.0 | 0.3 |
| | 李子 | 0.7 | 11.0 | 15.7 | 90.0 | 144.0 | 3.8 | 8.0 | 0.6 |
| | 芒果 | 0.6 | 11.0 | 18.3 | 90.6 | 138.0 | 2.8 | tr | 0.2 |
| | 木瓜 | 0.4 | 12.0 | 30.0 | 92.2 | 18.0 | 28.0 | 17.0 | 0.2 |
| | 苹果（均值） | 0.2 | 12.0 | 60.0 | 85.9 | 119.0 | 1.6 | 4.0 | 0.6 |
| | 西瓜 | 0.5 | 13.0 | 26.0 | 91.2 | 79.0 | 4.2 | 10.0 | 0.7 |
| | 葡萄（均值） | 0.5 | 13.0 | 26.0 | 88.7 | 104.0 | 1.3 | 5.0 | 0.4 |
| | 梨（均值） | 0.4 | 14.0 | 35.0 | 85.8 | 92.0 | 2.1 | 9.0 | 0.5 |
| | 杏 | 0.9 | 15.0 | 16.7 | 89.4 | 226.0 | 2.3 | 14.0 | 0.6 |
| | 甜瓜（香瓜） | 0.4 | 17.0 | 42.5 | 92.9 | 139.0 | 8.8 | 14.0 | 0.7 |
| | 杨桃 | 0.6 | 18.0 | 30.0 | 91.4 | 128.0 | 1.4 | 4.0 | 0.4 |
| | 哈密瓜 | 0.5 | 19.0 | 38.0 | 91.0 | 190.0 | 26.7 | 4.0 | … |
| | 金橘 | 1.0 | 20.0 | 20.0 | 84.7 | 144.0 | 3.0 | 56.0 | 1.0 |
| | 桃（均值） | 0.9 | 20.0 | 22.2 | 86.4 | 166.0 | 5.7 | 6.0 | 0.8 |
| | 蛇果 | 0.1 | 21.0 | 210.0 | 84.4 | 14.0 | 3.1 | 5.0 | 0.1 |
| | 橙 | 0.8 | 22.0 | 27.5 | 87.4 | 159.0 | 1.2 | 20.0 | 0.4 |
| | 枣（鲜） | 1.1 | 23.0 | 20.9 | 67.4 | 375.0 | 1.2 | 22.0 | 1.2 |
| | 柚 | 0.8 | 24.0 | 30.0 | 89.0 | 119.0 | 3.0 | 4.0 | 0.3 |
| | 荔枝 | 0.9 | 24.0 | 36.7 | 81.9 | 151.0 | 1.7 | 2.0 | 0.4 |
| | 芦柑 | 0.6 | 25.0 | 41.7 | 88.5 | 54.0 | | 45.0 | 1.3 |

续表

| 分类 | 食物 | 蛋白质/g | 磷/mg | 磷/蛋白比值 | 水分/g | 钾/mg | 钠/mg | 钙/mg | 铁/mg |
|---|---|---|---|---|---|---|---|---|---|
| 水果类 | 中华猕猴桃 | 0.8 | 26.0 | 32.5 | 83.4 | 144.0 | 10.0 | 27.0 | 1.2 |
| | 樱桃 | 1.1 | 27.0 | 24.5 | 88.0 | 232.0 | 8.0 | 11.0 | 0.4 |
| | 草莓 | 1.0 | 27.0 | 27.0 | 91.3 | 131.0 | 4.2 | 18.0 | 1.8 |
| | 香蕉（甘蕉） | 1.4 | 28.0 | 20.0 | 75.8 | 256.0 | 0.8 | 7.0 | 0.4 |
| | 冬枣 | 1.8 | 29.0 | 16.1 | 69.5 | 195.0 | 33.0 | 16.0 | 0.2 |
| | 桂圆 | 1.2 | 30.0 | 25.0 | 81.4 | 248.0 | 3.9 | 6.0 | 0.2 |
| | 火龙果 | 1.1 | 35.0 | 31.8 | 84.8 | 20.0 | 2.7 | 7.0 | 0.3 |
| | 枣（干） | 3.2 | 51.0 | 15.9 | 26.9 | 524.0 | 6.2 | 64.0 | 2.3 |
| | 石榴（均值） | 1.4 | 71.0 | 50.7 | 79.1 | 231.0 | 0.9 | 9.0 | 0.3 |
| | 椰子 | 4.0 | 90.0 | 25.5 | 51.8 | 475.0 | 55.6 | 2.0 | 1.8 |
| | 葡萄干 | 2.5 | 90.0 | 36.0 | 11.6 | 995.0 | 19.1 | 52.0 | 9.1 |

B

| 分类 | 食物 | 蛋白质/g | 磷/mg | 磷/蛋白比值 | 脂肪/g | 水分/g | 钾/mg | 钠/mg | 钙/mg | 铁/mg |
|---|---|---|---|---|---|---|---|---|---|---|
| 豆类 | 豆腐脑（老豆腐） | 1.9 | 5.0 | 2.6 | 0.8 | 96.7 | 107.0 | 2.8 | 18.0 | 0.9 |
| | 豆浆 | 1.8 | 30.0 | 16.7 | 0.7 | 96.4 | 48.0 | 3.0 | 10.0 | 0.5 |
| | 豆腐（南） | 6.2 | 90.0 | 14.5 | 2.5 | 87.9 | 154.0 | 3.1 | 116.0 | 1.5 |
| | 豆腐（北） | 12.2 | 158.0 | 13.0 | 4.8 | 80.0 | 106.0 | 7.3 | 138.0 | 2.5 |
| | 毛豆（青豆） | 13.1 | 188.0 | 14.4 | 5.0 | 69.6 | 478.0 | 3.9 | 135.0 | 3.5 |
| | 豆腐干（香干） | 15.8 | 219.0 | 13.9 | 7.8 | 69.2 | 99.0 | 234.1 | 299.0 | 5.7 |
| | 豆腐丝 | 21.5 | 220.0 | 10.2 | 10.5 | 58.4 | 74.0 | 20.6 | 204.0 | 9.1 |
| | 油豆腐 | 17.0 | 238.0 | 14.0 | 17.6 | 58.8 | 158.0 | 32.5 | 147.0 | 5.2 |
| | 豌豆 | 20.3 | 259.0 | 12.8 | 1.1 | 10.4 | 823.0 | 9.7 | 97.0 | 4.9 |
| | 赤小豆（红小豆） | 20.2 | 305.0 | 15.1 | 0.6 | 12.6 | 860.0 | 2.2 | 74.0 | 7.4 |
| | 绿豆 | 21.6 | 337.0 | 15.6 | 0.8 | 12.3 | 787.0 | 3.2 | 81.0 | 6.5 |
| | 蚕豆 | 21.6 | 418.0 | 19.4 | 1.0 | 13.2 | 1 117.0 | 86.0 | 31.0 | 8.2 |
| | 黄豆（大豆） | 35.0 | 465.0 | 13.3 | 16.0 | 10.2 | 1 503.0 | 2.2 | 191.0 | 8.2 |
| | 黑豆(黑大豆) | 36.0 | 500.0 | 13.9 | 15.9 | 9.9 | 1 377.0 | 3.0 | 224.0 | 7.0 |

续表

| 分类 | 食物 | 蛋白质/g | 磷/mg | 磷/蛋白比值 | 脂肪/g | 水分/g | 钾/mg | 钠/mg | 钙/mg | 铁/mg |
|---|---|---|---|---|---|---|---|---|---|---|
| 肉蛋奶类 | 鸡蛋白 | 11.6 | 18.0 | 1.6 | 0.1 | 84.4 | 132.0 | 79.4 | 9.0 | 1.6 |
| | 海参 | 16.5 | 28.0 | 1.7 | 0.2 | 77.1 | 43.0 | 502.9 | 285.0 | 13.2 |
| | 猪蹄 | 22.6 | 33.0 | 1.5 | 18.8 | 58.2 | 54.0 | 101.0 | 33.0 | 1.1 |
| | 猪大肠 | 6.9 | 56.0 | 8.1 | 18.7 | 73.6 | 44.0 | 116.3 | 10.0 | 1.0 |
| | 鱿鱼（水浸） | 17.0 | 60.0 | 3.5 | 0.8 | 81.4 | 16.0 | 134.7 | 43.0 | 0.5 |
| | 牛乳（均值） | 3.0 | 73.0 | 24.3 | 3.2 | 89.8 | 109.0 | 37.2 | 104.0 | 0.3 |
| | 鸡爪 | 23.9 | 76.0 | 3.2 | 16.4 | 56.4 | 108.0 | 169.0 | 36.0 | 1.4 |
| | 酸奶（均值） | 2.5 | 85.0 | 34.0 | 2.7 | 84.7 | 150.0 | 39.8 | 118.0 | 0.4 |
| | 火腿 | 16.0 | 90.0 | 5.6 | 27.4 | 47.9 | 220.0 | 1 087.0 | 3.0 | 2.2 |
| | 鸭（均值） | 15.5 | 122.0 | 7.9 | 19.7 | 63.9 | 191.0 | 69.0 | 6.0 | 2.2 |
| | 猪大排 | 18.3 | 125.0 | 6.8 | 20.4 | 58.8 | 274.0 | 44.5 | 8.0 | 0.8 |
| | 蛤蜊（均值） | 10.1 | 128.0 | 12.7 | 1.1 | 84.1 | 140.0 | 425.7 | 133.0 | 10.9 |
| | 鲅鱼 | 21.2 | 130.0 | 6.1 | 3.1 | 72.5 | 370.0 | 74.2 | 35.0 | 0.8 |
| | 鸡蛋（均值） | 13.3 | 130.0 | 9.8 | 8.8 | 74.1 | 154.0 | 131.5 | 56.0 | 2.0 |
| | 鹅 | 17.9 | 144.0 | 8.0 | 19.9 | 61.4 | 232.0 | 58.8 | 4.0 | 3.8 |
| | 羊肉（肥，瘦）（均值） | 19.0 | 146.0 | 7.7 | 14.1 | 65.7 | 232.0 | 80.6 | 6.0 | 2.3 |
| | 鸡（均值） | 19.3 | 156.0 | 8.1 | 9.4 | 69.0 | 251.0 | 63.3 | 9.0 | 1.4 |
| | 鸡翅 | 17.4 | 161.0 | 9.3 | 11.8 | 65.4 | 205.0 | 50.8 | 8.0 | 1.3 |
| | 罗非鱼 | 18.4 | 161.0 | 8.8 | 1.5 | 76.0 | 289.0 | 19.8 | 12.0 | 0.9 |
| | 猪肉（肥，瘦）（均值） | 13.2 | 162.0 | 12.3 | 37.0 | 46.8 | 204.0 | 59.4 | 6.0 | 1.6 |
| | 猪舌(猪口条) | 15.7 | 163.0 | 10.4 | 18.1 | 63.7 | 216.0 | 79.4 | 13.0 | 2.8 |
| | 兔肉 | 19.7 | 165.0 | 8.4 | 2.2 | 76.2 | 284.0 | 45.1 | 12.0 | 2.0 |
| | 鲜贝 | 15.7 | 166.0 | 10.6 | 0.5 | 80.3 | 226.0 | 120.0 | 28.0 | 0.7 |
| | 牛肉（肥，瘦）（均值） | 19.9 | 168.0 | 8.4 | 4.2 | 72.8 | 216.0 | 84.2 | 23.0 | 3.3 |
| | 鸡腿 | 16.0 | 172.0 | 10.8 | 13.0 | 70.2 | 242.0 | 64.4 | 6.0 | 1.5 |

续表

| 分类 | 食物 | 蛋白质/g | 磷/mg | 磷/蛋白比值 | 脂肪/g | 水分/g | 钾/mg | 钠/mg | 钙/mg | 铁/mg |
|---|---|---|---|---|---|---|---|---|---|---|
| | 烤鸭 | 18.6 | 175.0 | 10.5 | 38.4 | 38.2 | 247.0 | 83.0 | 35.0 | 2.4 |
| | 驴肉（瘦） | 21.5 | 178.0 | 8.3 | 3.2 | 73.8 | 325.0 | 46.9 | 2.0 | 4.3 |
| | 蟹（河蟹） | 17.5 | 182.0 | 10.4 | 2.6 | 75.8 | 181.0 | 193.5 | 126.0 | 2.9 |
| | 牛肉干 | 41.8 | 183.0 | 4.4 | 5.1 | 14.6 | 112.0 | 1 529.0 | 34.0 | 10.0 |
| | 河虾 | 16.4 | 186.0 | 11.3 | 2.4 | 78.1 | 329.0 | 133.8 | 325.0 | 4.0 |
| | 猪肉（瘦） | 20.3 | 189.0 | 9.3 | 6.2 | 71.0 | 305.0 | 57.5 | 6.0 | 3.0 |
| | 鲢鱼（白鲢） | 17.8 | 190.0 | 10.7 | 3.6 | 77.4 | 277.0 | 57.5 | 53.0 | 1.4 |
| | 带鱼 | 17.7 | 191.0 | 10.8 | 4.9 | 73.3 | 280.0 | 150.1 | 28.0 | 1.2 |
| | 鲫鱼 | 17.1 | 193.0 | 11.3 | 2.7 | 75.4 | 290.0 | 41.2 | 79.0 | 1.3 |
| | 海虾 | 16.8 | 196.0 | 11.7 | 0.6 | 79.3 | 228.0 | 302.2 | 146.0 | 3.0 |
| | 草鱼 | 16.6 | 203.0 | 12.2 | 5.2 | 77.3 | 312.0 | 46.0 | 38.0 | 0.8 |
| 肉蛋奶类 | 鲤鱼 | 17.6 | 204.0 | 11.6 | 4.1 | 76.7 | 334.0 | 53.7 | 50.0 | 1.0 |
| | 黄鳝（鳝鱼） | 18.0 | 206.0 | 11.4 | 1.4 | 78.0 | 263.0 | 70.2 | 42.0 | 2.5 |
| | 鸡胸脯肉 | 19.4 | 214.0 | 11.0 | 5.0 | 72.0 | 338.0 | 34.4 | 3.0 | 0.6 |
| | 叉烧肉 | 23.8 | 218.0 | 9.2 | 16.9 | 49.2 | 430.0 | 818.8 | 8.0 | 2.6 |
| | 鸭蛋 | 12.6 | 226.0 | 17.9 | 13.0 | 70.0 | 135.0 | 106.0 | 62.0 | 2.9 |
| | 对虾 | 18.6 | 228.0 | 12.3 | 0.8 | 76.5 | 215.0 | 165.2 | 62.0 | 1.5 |
| | 鳕鱼 | 20.4 | 232.0 | 11.4 | 0.5 | 77.4 | 321.0 | 130.3 | 42.0 | 0.5 |
| | 鸡蛋黄 | 15.2 | 240.0 | 15.8 | 28.2 | 51.5 | 95.0 | 54.9 | 112.0 | 6.5 |
| | 鲈鱼 | 18.6 | 242.0 | 13.0 | 3.4 | 76.5 | 205.0 | 144.1 | 138.0 | 2.0 |
| | 腊肉（生） | 11.8 | 249.0 | 21.1 | 48.8 | 31.1 | 416.0 | 763.9 | 22.0 | 7.5 |
| | 奶酪（干酪） | 25.7 | 326.0 | 12.7 | 23.5 | 43.5 | 75.0 | 584.6 | 799.0 | 2.4 |
| | 淡菜（干） | 47.8 | 454.0 | 9.5 | 9.3 | 15.6 | 264.0 | 779.0 | 157.0 | 12.5 |
| | 干贝 | 55.6 | 504.0 | 9.1 | 2.4 | 27.4 | 969.0 | 306.4 | 77.0 | 5.6 |
| | 虾米（海米） | 43.7 | 666.0 | 15.2 | 2.6 | 37.4 | 550.0 | 4 892.0 | 555.0 | 11.0 |

续表

| 分类 | 食物 | 蛋白质/g | 磷/mg | 磷/蛋白比值 | 脂肪/g | 水分/g | 钾/mg | 钠/mg | 钙/mg | 铁/mg |
|---|---|---|---|---|---|---|---|---|---|---|
| 坚果油脂类 | 橄榄油 | tr | tr | | 99.9 | tr | | tr | tr | 0.4 |
| | 色拉油 | … | 1.0 | 1.0 | 99.8 | 0.2 | 3.0 | 5.1 | 18.0 | 1.7 |
| | 花生油 | … | 15.0 | 15.0 | 99.9 | 0.1 | 1.0 | 3.5 | 12.0 | 2.9 |
| | 白果（干） | 13.2 | 23.0 | 1.7 | 1.3 | 9.9 | 17.0 | 17.5 | 54.0 | 0.2 |
| | 栗子（熟） | 4.8 | 91.0 | 19.0 | 1.5 | 46.6 | | | 15.0 | 1.7 |
| | 杏仁（炒） | 25.7 | 202.0 | 7.9 | 51.0 | 2.1 | | | 141.0 | 3.9 |
| | 山核桃（熟） | 7.9 | 222.0 | 28.1 | 50.8 | 2.2 | 241.0 | 430.3 | 133.0 | 5.4 |
| | 松子（炒） | 14.1 | 227.0 | 16.1 | 58.5 | 3.6 | 612.0 | 3.0 | 161.0 | 5.2 |
| | 花生仁（生） | 24.8 | 324.0 | 13.1 | 44.3 | 6.9 | 587.0 | 3.6 | 39.0 | 2.1 |
| | 花生（炒） | 21.7 | 326.0 | 15.0 | 48.0 | 4.1 | 563.0 | 34.8 | 47.0 | 1.5 |
| | 腰果 | 17.3 | 395.0 | 22.8 | 36.7 | 2.4 | 503.0 | 251.3 | 26.0 | 4.8 |
| | 榛子（炒） | 30.5 | 423.0 | 13.9 | 50.3 | 2.3 | 686.0 | 153.0 | 815.0 | 5.1 |
| | 开心果（熟） | 20.6 | 468.0 | 22.7 | 53.0 | 0.8 | 735.0 | 756.4 | 108.0 | 4.4 |
| | 芝麻（黑） | 19.1 | 516.0 | 27.0 | 46.1 | 5.7 | 358.0 | 8.3 | 780.0 | 22.7 |
| | 葵花子（炒） | 22.6 | 564.0 | 25.0 | 52.8 | 2.0 | 491.0 | 1 322.0 | 72.0 | 6.1 |
| | 西瓜子（炒） | 32.7 | 765.0 | 23.4 | 44.8 | 4.3 | 612.0 | 187.7 | 28.0 | 8.2 |
| 加工类食品及饮料 | 凉粉 | 0.2 | 1.0 | 5.0 | 0.3 | 90.5 | 5.0 | 2.8 | 9.0 | 1.3 |
| | 蜂蜜 | 0.4 | 3.0 | 7.5 | 1.9 | 22.0 | 28.0 | 0.3 | 4.0 | 1.0 |
| | 葡萄酒(均值) | 0.1 | 3.0 | 30.0 | | | 33.0 | 1.6 | 21.0 | 0.6 |
| | 藕粉 | 0.2 | 9.0 | 45.0 | … | 6.4 | 35.0 | 10.8 | 8.0 | 17.9 |
| | 杏仁椰汁饮料 | 0.6 | 10.0 | 16.7 | 0.1 | 90.2 | | | 3.0 | 0.1 |
| | 啤酒（均值） | 0.4 | 12.0 | 30.0 | | | 47.0 | 11.4 | 13.0 | 0.4 |
| | 橙汁饮料 | 0.5 | 13.0 | 26.0 | 0.0 | 88.2 | 150.0 | 3.0 | 11.0 | 0.1 |
| | 可口可乐 | 0.1 | 13.0 | 130.0 | 0.0 | 89.1 | 1.0 | 4.0 | 3.0 | 0.0 |
| | 粉丝 | 0.8 | 16.0 | 20.0 | 0.2 | 15.0 | 18.0 | 9.3 | 31.0 | 6.4 |
| | 八宝粥 | 1.5 | 18.0 | 12.0 | 4.4 | 84.5 | 184.0 | 13.9 | 2.0 | 1.4 |
| | 粉条 | 0.5 | 23.0 | 46.0 | 0.1 | 14.3 | 18.0 | 9.6 | 35.0 | 5.2 |

续表

| 分类 | 食物 | 蛋白质/g | 磷/mg | 磷/蛋白比值 | 脂肪/g | 水分/g | 钾/mg | 钠/mg | 钙/mg | 铁/mg |
|---|---|---|---|---|---|---|---|---|---|---|
| 加工类食品及饮料 | 酿皮 | 4.4 | 25.0 | 5.7 | 0.3 | 72.4 | 138.0 | 514.8 | 4.0 | 2.7 |
| | 沙拉酱 | 2.3 | 29.0 | 12.6 | 43.4 | 32.5 | 127.0 | 638.6 | 13.0 | 0.5 |
| | 生抽 | 4.8 | 59.0 | 12.3 | 0.1 | 81.2 | 342.0 | 6 385.0 | 16.0 | 2.7 |
| | 黑芝麻汤圆 | 4.4 | 71.0 | 16.1 | 13.8 | 37.2 | 102.0 | 23.2 | 69.0 | 1.6 |
| | 甜面酱 | 5.5 | 76.0 | 13.8 | 0.6 | 53.9 | 189.0 | 2 097.0 | 29.0 | 3.6 |
| | 饼干（均值） | 9.0 | 88.0 | 9.8 | 12.7 | 5.7 | 85.0 | 204.1 | 73.0 | 1.9 |
| | 马铃薯片（油炸） | 4.0 | 88.0 | 22.0 | 48.4 | 4.1 | 620.0 | 60.9 | 11.0 | 1.2 |
| | 花生酱 | 6.9 | 90.0 | 13.0 | 53.0 | 0.5 | 99.0 | 2 340.0 | 67.0 | 7.2 |
| | 鸡肉汉堡 | 7.9 | 92.0 | 11.6 | 16.3 | 43.3 | 102.0 | 489.7 | 22.0 | 0.7 |
| | 热狗（原味） | 10.6 | 99.0 | 9.3 | 14.8 | 54.0 | 146.0 | 684.0 | 24.0 | 2.4 |
| | 面包（均值） | 8.3 | 107.0 | 12.9 | 5.1 | 27.4 | 88.0 | 230.4 | 49.0 | 2.0 |
| | 巧克力 | 4.3 | 114.0 | 26.5 | 40.1 | 1.0 | 254.0 | 111.8 | 111.0 | 1.7 |
| | 番茄酱 | 4.9 | 117.0 | 23.9 | 0.2 | 75.8 | 989.0 | 37.1 | 28.0 | 1.1 |
| | 绿豆糕 | 12.8 | 121.0 | 9.5 | 1.0 | 11.5 | 416.0 | 11.6 | 24.0 | 7.3 |
| | 陈醋 | 9.8 | 124.0 | 12.7 | 0.3 | 66.0 | 715.0 | 836.0 | 125.0 | 13.9 |
| | 蛋糕（均值） | 8.6 | 130.0 | 15.1 | 5.1 | 18.6 | 77.0 | 67.8 | 39.0 | 2.5 |
| | 腐乳（红） | 12.0 | 171.0 | 14.3 | 8.1 | 61.2 | 81.0 | 3 091.0 | 87.0 | 11.5 |
| | 老抽 | 7.9 | 175.0 | 22.2 | 0.3 | 51.5 | 454.0 | 6 910.0 | 27.0 | 6.1 |
| | 火腿肠 | 14.0 | 187.0 | 13.4 | 10.4 | 57.4 | 217.0 | 771.2 | 9.0 | 4.5 |
| | 绿茶 | 34.2 | 191.0 | 5.6 | 2.3 | 7.5 | 1 661.0 | 28.2 | 325.0 | 14.4 |
| | 三明治（夹鸡蛋、干酪） | 10.7 | 207.0 | 19.3 | 13.3 | 56.3 | 129.0 | 551.0 | 154.0 | 2.0 |
| | 燕麦片 | 15.0 | 291.0 | 19.4 | 6.7 | 9.2 | 214.0 | 3.7 | 186.0 | 7.0 |
| | 咖啡粉 | 12.2 | 303.0 | 24.8 | 0.5 | 3.1 | 3 535.0 | 37.0 | 141.0 | 4.4 |
| | 花茶 | 27.1 | 338.0 | 12.5 | 1.2 | 7.4 | 1 643.0 | 8.0 | 454.0 | 17.8 |
| | 红茶 | 26.7 | 390.0 | 14.6 | 1.1 | 7.3 | 1 934.0 | 13.6 | 378.0 | 28.1 |
| | 咖喱粉 | 13.0 | 400.0 | 30.8 | 12.2 | 5.7 | 1 700.0 | 40.0 | 540.0 | 28.5 |
| | 芝麻酱 | 19.2 | 626.0 | 32.6 | 52.7 | 0.3 | 342.0 | 38.5 | 1 170.0 | 50.3 |

注：表中空白表示未检测；…和 tr 表示未检出。本数据来源于《中国食物成分表》（2002 年版、2004 年版、2009 年版）。

附表2　饮料含磷量查询表

| 商品 | 口味/品牌 | 含磷量 |
|---|---|---|
| 纯净水 | 农夫山泉牌、康师傅牌、乐百氏牌、娃哈哈牌 | ＜10（mg/355mL） |
| 蔬菜汁饮料 | 胡萝卜汁饮料 | ＜10（mg/355mL） |
| 果汁及果汁饮料 | 浓缩橘汁、柠檬汁、乌梅汁、芒果汁饮料、苹果汁饮料、西番莲汁饮料 | ＜10（mg/355mL） |
| | 甘蔗汁、西柚汁饮料、橙汁饮料、椰子汁饮料 | 46～67（mg/355mL） |
| 七喜 | | ＜10（mg/355mL） |
| 芬达 | 大部分口味 | ＜10（mg/355mL） |
| | 橙味及红橘味 | 11（mg/355mL） |
| 雪碧 | | ＜10（mg/355mL） |
| 可口可乐 | | 46（mg/355mL） |
| 蒸馏酒 | 茅台酒（53%）、剑南春（52%）、五粮液（52%）、白兰地、伏特加 | ＜10（mg/355mL） |
| 露酒 | 苹果酒、鸡尾酒、马提尼酒（32%） | ＜10（mg/355mL） |
| 发酵酒 | 啤酒（4.3%，青岛牌）、啤酒（4%，燕京牌），葡萄酒（干白，11%，长城牌），葡萄酒（干红，12%，张裕牌），花雕酒（16.5%） | 18～110（mg/355mL） |
| 立顿茶包 | 绿茶，柠檬茶，覆盆子茶，甜茶，无热量柠檬茶 | 98～189（mg/355mL） |
| 茶叶 | 大麦茶、红茶、花茶、绿茶、铁观音茶、甲级龙井茶 | 191～542（mg/100g） |
| 固体饮料 | 高乐高营养饮品、果珍、咖啡粉、咖啡伴侣 | 84～350（mg/100g） |

注：以上数据摘自《中国慢性肾脏病矿物质和骨异常诊治指南》。

附表3  常见食物嘌呤含量查询表

| 食物嘌呤含量<br>（mg/100g 可食部分） | 食物 |
| --- | --- |
| <50<br>（低嘌呤饮食：放心食用） | 1. 主食类：米、麦、面及其制品（馒头、面条、面包），土豆、红薯等<br>2. 奶类及制品：鲜牛奶、奶粉、奶酪、羊奶等<br>3. 各种蛋类：鸡蛋、鸭蛋、鹌鹑蛋、鸽蛋等。蛋类的嘌呤主要在蛋黄中，蛋白中几乎不含嘌呤<br>4. 蔬菜类：青菜、卷心菜、芹菜、胡萝卜、黄瓜、茄子、番茄、萝卜、莴笋、豆芽菜、菜花等，大部分蔬菜属于低嘌呤食物，可放心食用<br>5. 水果类：大部分水果属于低嘌呤食物，可放心食用<br>6. 饮料：苏打水、茶、果汁、咖啡、麦乳精、热巧克力等<br>7. 菌菇类：蘑菇、金针菇<br>8. 其他：酱类、蜂蜜、瓜子、油脂类（植物油、黄油、淡奶油）、杏仁、核桃、榛子、薏米、动物血、海参、海蜇皮等 |
| 50~150<br>（中嘌呤饮食：适量食用） | 1. 豆类及其制品：豆制品（豆腐、豆腐干、豆奶、豆浆）、干豆类（绿豆、红豆、黑豆、蚕豆、豌豆）、豆苗<br>2. 蔬菜类：菠菜、笋（鲜冬笋、芦笋、笋干）、四季豆、青豆、豇豆、海带、银耳<br>3. 肉类：家禽家畜肉<br>4. 部分水产类：草鱼、鲤鱼、鳕鱼、比目鱼、鲈鱼、螃蟹、鳝鱼、香螺、鲍鱼、鱼翅<br>5. 油脂类及其他：花生、腰果、芝麻、栗子、莲子 |
| 150~1 000<br>（高嘌呤饮食：限制食用） | 1. 部分豆类及蔬菜：黄豆、扁豆、紫菜、香菇<br>2. 动物内脏：家禽家畜的肝、肠、心、胃、肾、肺、脑、胰等内脏<br>3. 部分水产类：鲢鱼、白鲳鱼、鱼皮、鱼卵、鱼干及沙丁鱼、凤尾鱼等海鱼，贝壳类，虾类，等<br>4. 各种浓荤汤汁：火锅汤、肉汤、鸡汤、鱼汤等<br>5. 其他：酵母粉、各种酒类，尤其是啤酒，肉脯、肉馅 |

注：以上数据来源于《中国食物成分表》（2012 年版）和《中国肾脏疾病高尿酸血症诊治的实践指南（2017 版）》。

（秦敏  汤曦）

# 参考文献

［1］刘志红，刘章锁. 正确对待尿毒症［M］. 郑州：郑州大学出版社，2013.

［2］谷波，谭其玲，陶冶. 解读肾移植［M］. 北京：科学出版社，2012.

［3］刁永书，陈懿，温月，等. 专家解答肾脏病的防与治［M］. 成都：四川科学技术出版社，2016.

［4］陈香美. 腹膜透析标准操作规程［M］. 北京：人民军医出版社，2010.

［5］郑红光，霍平. 居家腹膜透析病人指导手册［M］. 沈阳：辽宁科学技术出版社，2014.

［6］刘伏友，彭佑铭. 腹膜透析［M］. 第2版. 北京：人民卫生出版社，2011.

［7］梅长林，方炜. 自动化腹膜透析标准操作规程［M］. 北京：人民卫生出版社，2018.

［8］ANDO S, SAKUMA M, MORIMOTO Y, et al. The effect of various boiling conditions on reduction of phosphorus and protein in meat［J］. J Ren Nutr, 2015, 25（6）: 504–509.

［9］余学清. 腹膜透析治疗学［M］. 北京：科学技术文献出版社，2007.

［10］刘伏友，彭佑铭. 腹膜透析［M］. 北京：人民卫生出版社，2000.

［11］BLAKE P G, BARGMAN J M, BRIMBLE K S, et al. Clinical practice guidelines and recommendationson peritoneal dialysis adequacy 2011［J］. Perit Dial Int, 2011, 31（2）: 218–239.

［12］张威，纪天蓉，孔凡武，等. 腹膜透析患者心脏结构功能与透析充分性相关性研究［J］. 中国血液净化，2015，14（7）：400–403，432.

［13］门春翠，芦丽霞，乔婕，等. 维持性腹膜透析患者便秘情况调查及其影响因素分析［J］. 中国血液净化，2017，16（10）：684–687.

［14］刘娟，杨盈盈. 协议护理对腹膜透析患者水盐摄入依从性的影响［J］. 当代护士（下旬刊），2015，22（7）：112–114.

［15］吕晶，薛武军，尹爱萍，等. 容量负荷对腹膜透析患者营养状况的影响研究［J］. 中国全科医学，2013，16（14）：1655–1657.

［16］于晓丽，林建雄，易春燕，等. 维持性腹膜透析患者不宁腿综合征患病率及危险因素分析［J］. 中华肾脏病杂志，2018，34（10）：721–726.

［17］罗怡欣，黄燕林，侯璐蒙，等. 5E康复护理模式在改善腹膜透析患者水盐摄入依从性中的应用［J］. 广东医学，2017，38（3）：491－494.

［18］田秀娟，赵丽娟，何丽洁. 腹膜透析并发胸腹瘘的诊治进展［J］. 肾脏病与透析肾移植杂志，2017，26（1）：81－84.

［19］曹芳，李红. 慢性肾病与腹膜透析护理［M］. 北京：化学工业出版社，2018.

［20］RATAJCZAK A, LANGE－RATAJCZAK M, BOBKIEWICZ A, et al. Surgical management of complications with peritoneal dialysis［J］. Semin Dial, 2017, 30（1）：63－68.

［21］LI P K, SZETO C C, PIRAINO B, et al. ISPD peritonitis recommendations：2016 update on prevention and treatment［J］. Perit Dial Int, 2016, 36（5）：481－508.

［22］LIAKOPOULOS V, NIKITIDOU O, KALATHAS T, et al. Peritoneal dialysis-related infections recommendations：2016 update. What is new? ［J］. Int Urol Nephrol, 2017, 49（12）：2177－2184.

［23］NIKITIDOU O, LIAKOPOULOS V, KIPARISSI T, et al. Peritoneal dialysis－related infections recommendations：2010 update. What is new? ［J］. Int Urol Nephrol, 2012, 44（2）：593－600.

［24］LI P K, SZETO C C, PIRAINO B, et al. Peritoneal dialysis－related infections recommendations：2010 update［J］. Perit Dial Int, 2010, 30（4）：393－423.

［25］赵慧萍. 腹膜透析相关腹膜炎的诊治进展［J］. 中国血液净化，2018，17（8）：508－513.

［26］马东红，吕玉敏，刘云，等. 腹膜透析相关性腹膜炎临床特点与危险因素分析［J］. 中国血液净化，2018，17（2）：73－77.

［27］UDAYARAJ U P, STEENKAMP R, CASKEY F J, et al. Blood pressure and mortality risk on peritoneal dialysis［J］. Am J Kidney Dis, 2009, 53（1）：70－78.

［28］GOLDFARB－RUMYANTZEV A S, BAIRD B C, LEYPOLDT J K, et al. The association between BP and mortality in patients on chronic peritoneal dialysis［J］. Nephrol Dial Transplant, 2005, 20（8）：1693－1701.

［29］许戎，董捷. 腹膜透析患者的容量控制：老问题新注解［J］. 中国血液净化，2014，13（2）：109－112.

［30］王颖，王海云，周紫娟，等. 腹膜透析患者死亡原因分析及血压变异对长期预后的影响［J］. 中国血液净化，2015，14（5）：271－276.

［31］李玲. 胰岛素注射和保存的针对性教育模式对糖尿病患者的影响分析［J］. 实用临床护理学电子杂志，2016，1（11）：184，186.

［32］王强，刘新月，李乃适. 临床常用胰岛素制剂的分类及特点［J］. 临床药物治疗杂志，2005，3（6）：47－52.

［33］陈国光. 腹膜透析治疗终末期糖尿病肾病的综合评价［J］. 中国药物与临床，

2016, 16 (7)：1022-1023.

[34] 邹雪军, 熊芳萍, 陈彩霞. 腹膜透析治疗糖尿病肾病终末期患者的临床疗效 [J]. 当代医学, 2017, 23 (32)：139-140.

[35] 彭彦平, 周平, 马遥, 等. 长期血液透析和腹膜透析糖尿病患者的糖代谢状况 [J]. 实用临床医药杂志, 2016, 20 (13)：192-193, 202.

[36] XIE J, KIRYLUK K, REN H, et al. Coiled versus straight peritoneal dialysis catheters：a randomized controlled trial and meta-analysis [J]. Am J Kidney Dis, 2011, 58 (6)：946-955.

[37] 闵永龙, 刘红, 李红波, 等. 单中心 996 例腹膜透析患者的转归分析 [J]. 中国血液净化, 2018, 17 (3)：170-176.

[38] JANEIRO D, PORTOLÉS J, TATO A M, et al. Peritoneal dialysis can be an option for dominant polycystic kidney disease：an observational study [J]. Perit Dial Int, 2015, 35 (5)：530-536.

[39] KHAN S, ROSNER M H. Peritoneal dialysis for patients with end-stage renal disease and liver cirrhosis [J]. Perit Dial Int, 2018, 38 (6)：397-401.

[40] ANDREW D. Portable and wearable dialysis devices for the treatment of patients with end-stage kidney failure：wishful thinking or just over the horizon？ [J]. Pediatr Nephrol, 2015, 30 (12)：2053-2060.

[41] 杨月欣, 王光亚, 潘兴昌. 中国食物成分表 (2002) [M]. 北京：北京大学医学出版社, 2002.

[42] 杨月欣. 中国食物成分表 (2004) [M]. 北京：北京大学医学出版社, 2004.

[43] 杨月欣, 王光亚, 潘兴昌. 中国食物成分表 [M]. 第 2 版. 北京：北京大学医学出版社, 2009.

[44] 刘志红, 李贵森. 中国慢性肾脏病矿物质和骨异常诊治指南 [M]. 北京：人民卫生出版社, 2019.

[45] 中国医师协会肾脏内科医师分会. 中国肾脏疾病高尿酸血症诊治的实践指南 (2017 版) [J]. 中华医学杂志, 2017, 97 (25)：1927-1936.

## 声　明

1. 本图书内所有视频以二维码链接形式免费开放给读者。

2. 二维码在图书首次出版二年内有效。

3. 发布的视频可能因遇到不可抗力或网站原因而被篡改、删除等以致无法观看，请联系出版方修正。